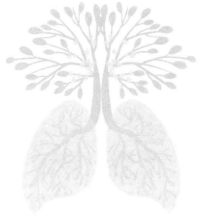

# 战胜

## 肺动脉高压

Overcoming
Pulmonary
Hypertension

主编 ⊙ 李江　罗俊

U0332096

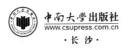

中南大学出版社
www.csupress.com.cn
·长沙·

# 编 委 会

# 主编风采

**李江**，主任医生，教授，博士生导师

中南大学湘雅二医院心血管内科肺血管病专科主任

全国心血管病介入诊疗技术培训基地结构心脏病介入导师，国家心血管病中心肺动脉高压专科联盟副理事长，国家心血管病专家委员会右心与肺血管专业委员会委员，中华医学会心血管病分会全国肺血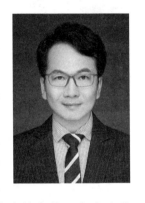管病学组委员，湖南省健康管理学会肺血管病健康管理专业委员会主任委员，湖南省预防医学会心脏病预防与控制专业委员会主任委员，中国老年保健医学研究会心脏学会心肺血管委员会副主任委员，湖南省医学会心血管病分会肺血管病学组组长。主持国家自然科学基金及省部级课题9项。多次获中华医学科技奖、湖南医学科技奖及省科学技术进步奖。以第一作者或通讯作者在国际、国内杂志发表专业论文近百篇。主编学术专著4部。

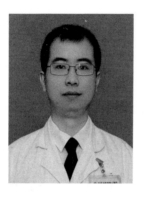

**罗俊**，博士，副主任医生，副教授，副研究员，硕士研究生导师

全国心血管疾病管理能力评估与提升工程(CDQI)国家标准化肺血管病中心青年委员会委员，中国医师协会胸痛专业委员会肺血管病学组委员，湖南省医学会心血管病学分会肺血管学组委员，湖南省预防医学会心脏病防控专业委员会委员，湖南省健康管理学会肺血管病健康管理专业委员会常务委员兼秘书，湖南省老年医学学会慢病防治与管理分会委员。主持国家自然科学基金1项，湖南省自然科学基金2项，湖南省卫健委课题2项，长沙市自然科学基金1项。发表SCI论文9篇，CSCD论文7篇。

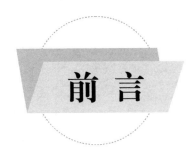

# 前　言

　　肺动脉高压(pulmonary hypertension，PH)是多种原因导致的肺血管结构和(或)功能异常的一大类疾病，最新的血流动力学定义是静息状态下平均肺动脉压大于 20 mmHg，肺动脉高压本身并非一种独立的疾病，而是包括多种临床情况。肺动脉高压既可以来源于肺血管自身的病变，也可继发于其他心、肺或系统性疾病等。呼吸困难和疲乏是患者最主要的症状，据统计全球有超过1%的人口有肺动脉高压，65 岁以上人群超过 10%。肺动脉高压患者几乎在医院所有科室都可以见到，但常见于心内科、呼吸科、风湿免疫科、心外科等。肺动脉高压临床上分为五大类，每一大类病因各不相同，治疗相差很大，预后迥然不同，左心疾病所致的肺动脉高压(第二大类)和呼吸系统疾病和(或)缺氧所致的肺动脉高压(第三大类)最为常见，占所有肺动脉高压患者的65%~80%或以上，这两类治疗主要针对原发病，不推荐使用肺动脉高压的靶向药物，预后相对较好。而第一大类肺动脉高压[动脉型肺动脉高压(pulmonary arterial hypertension，PAH)]，治疗相对棘手，预后较差，其中特发性肺动脉高压为罕见病，亦称心血管病的癌症，无靶向药物治疗时代患者的平均生存时间为2.8年。然而，此类患者如能早期诊断和坚持规范化靶向药物治疗，患者生存期超过十年也很常见。因此早期诊断和鉴别不同类别的肺动脉高压对于患者的治疗和预后有决定性的意义。

罕见病罕见，治疗罕见病的医生更为罕见。尽管近年来肺动脉高压已经引起医疗界的重视，临床研究取得了很大进展，靶向药物层出不穷，但仍有相当多的医生对该疾病的认识不足，误诊、漏诊常常发生，甚至给予错误的治疗措施，耽误患者的病情，增加了患者的痛苦。

我们在临床工作中碰到很多肺动脉高压的患者，他们十分渴求了解自己的疾病，比如我的 PH 是怎么产生的？它能治愈吗？先天性心脏病合并 PAH 什么情况下才能手术？如何选择靶向药物治疗？平常生活要注意什么？……相当多的基层和非专科医生对该疾病不熟悉，不知如何回答他们的问题，而有丰富经验的医生却很少，常常没有足够的时间给他们满意的答案。10 多年前我们收集了患者常问的 100 个临床问题，整理出版了《对肺高压说"NO"》科普图书，深受患者欢迎。5 年前，PH 靶向药物开始进入各地医保报销目录，降低了患者的经济负担，使初始的联合靶向治疗成为可能，肺动脉高压患者预后明显改善，我们更新再版了这本科普书，改名为《让肺高压低头》；近 5 年来，更多的靶向药物进入医保目录，并可双通道报销，同时国内大量的仿制药品上市，部分药物进入基药目录，肺动脉高压靶向药从十年前的单药治疗的月花费"万元时代"到现在的"千元时代"和"百元时代"，双联甚至三联药物联合治疗成为现实，另外，新技术新药推陈出新，球囊肺动脉成形术的普及让慢性血栓栓塞性肺动脉高压患者临床治愈成为可能，即将上市的新型突破性靶向药物——索特西普为治疗肺动脉高压增添了有力的武器……10 年前，很多患者举步维艰，为了增加患者战胜疾病的信心，我们喊出对 PH 说"NO"的口号，之后，在大量靶向药物可及的情况下，曾经被认为"心血管病癌症"的恶魔低下了不可一世的头，现在我们更有信心战胜肺动脉高压！正因如此，在前两本书的基础上，我们重新修订并增添了许多新内容，希望让肺动脉高压患者也与时俱进，了解所患疾病的诊治和康复的最新知识，配合医生进行规范的治疗和随访，同时积极而乐观地面对生活，增加战胜疾病的信心。我想对患者们说：PH 的春天已经到来，万象更新，尽管外面寒意料峭，但太阳已冉冉升起，冬日的暖阳笼罩着您我，阳光打在您脸上，温暖留在我们心间。

　　本书在编写过程中，也得到了部分肺动脉高压患者的大力帮助，他们在书稿的校正中做了很多工作，力争该科普书能够通俗化，让广大病友读得懂，在此一并感谢！本书亦可以帮助非专科医生特别是基层医院的临床医生了解肺动脉高压的知识，为提高肺动脉高压早期诊断和规范化诊疗水平提供一定的帮助。

　　由于本书编写时间仓促以及我们的水平有限，书中定有疏漏和欠缺之处，无论您是肺动脉高压的患者或其亲属朋友，还是关注这一疾病的医生，请在阅读后给予一定的指导并提出宝贵意见，我们将根据您的反馈意见修改完善！

李　江

2024 年 10 月 1 日

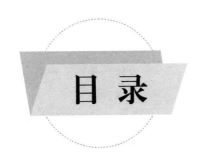

# 目 录

# 附录

# 参考文献

# 第一篇

# 概念篇

## 1. 心脏的基本结构有哪些？其主要功能是什么？

心脏是人体中重要的器官之一，常被称为人体的发动机。心脏的主要功能是推动血液流动，向全身各个器官、组织提供充足的血流量，以供应氧和各种营养物质，同时带走器官组织代谢的产物，使细胞维持正常的代谢和功能。心脏位于胸腔中部偏左下方，正常人的心脏外形像大仙桃，体积约相当于自己一个拳头大小，重量约 250 克。心脏有四个腔室，右边分右心房和右心室，左边分为左心房和左心室。右心房的功能是收集经器官组织代谢后、富含二氧化碳的外周静脉血，将其送入右心室，右心室再把血液经肺动脉瓣泵入肺动脉，肺动脉逐渐分支并将血液送入肺泡毛细血管，肺泡对血液进行氧气交换并排出二氧化碳，之后富含氧气的血液流入肺静脉。左心房主要作用是收集来自肺静脉的血液，左心室则将血液泵入主动脉，最后将富含氧和营养成分的血液分发至全身各级动脉。心脏就是这样一个不知疲倦的发动机，它不断地泵血给心、肾、脑和肌肉等组织，给组织器官提供能量并协助排除代谢物质，维持正常机体的需求(图1)。

(李江)

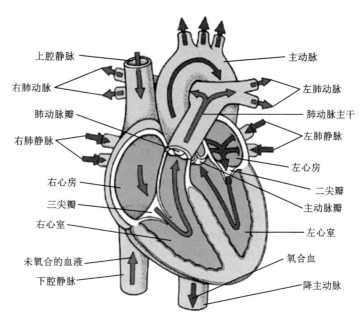

图1　心脏血液循环示意图

## 2. 人体的血液循环是如何运行的?

　　人体的血液循环是封闭式的,由体循环和肺循环构成两个大小不同的血液循环途径。血液由左心室射出经主动脉及其各级分支再流到全身的毛细血管,在此与组织液进行物质交换,供给组织细胞氧和营养物质,运走二氧化碳和代谢产物,此时动脉血变为静脉血;之后各级静脉分支再汇合成上、下腔静脉流回右心房,这一循环为体循环(也叫大循环)。体循环的特点是血流压力高、动脉阻力高,这是依赖左心室强有力的收缩功能实现的。血液由右心室射出经肺动脉流到肺毛细血管,在此与肺泡进行气体交换,吸收氧并排出二氧化碳,静脉血从此变为动脉血;然后经肺静脉流回左心房,这一循环为肺循环(也叫小循环)(图2)。肺循环的特点是血流压力低、肺血管阻力低。通常来说肺动脉的压力很低,肺动脉压只有 14 mmHg[①] 左右,一般不超过 20 mmHg。肺动脉阻力也很低,相对而言肺血流量大。当然,正常情况下,肺循环血流量等于体循环的血流量。平常我们所说的高血压是指体循环的动脉血压增高,这可以用血压计通过检测上臂肱动脉直接得出,肺动脉高压则指肺动脉的压力增高,由于肺动脉在胸腔内,且在左右肺之间,因此目前暂时没有一种无创的方法能简便而快速地测量出肺动脉压,心脏超声检查可初步估测肺动脉的压力,但要准确地测出压力只能通过右心导管技术将导管置于肺

_____

① 1 mmHg≈133.32 Pa。

动脉内直接测得。

(李江)

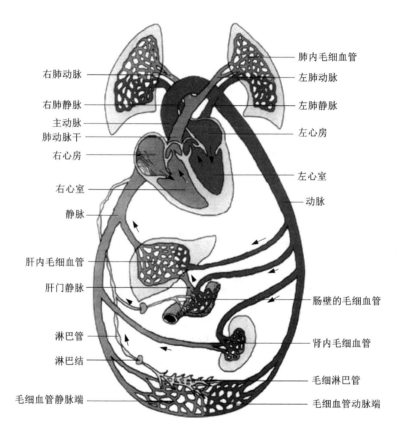

右肺动脉
右肺静脉
主动脉
肺动脉干
右心房
右心室
静脉
肝内毛细血管
肝门静脉
淋巴管
淋巴结
毛细血管静脉端

肺内毛细血管
左肺动脉
左肺静脉
左心房
左心室
动脉
肠壁的毛细血管
肾内毛细血管
毛细淋巴管
毛细血管动脉端

**图 2　体循环和肺循环示意图**

## 3. 左右心室有什么区别?

左右心室如隔壁邻居,中间由室间隔分开,右心室内流动的是静脉血,左心室内流动的是动脉血,各行其道,互不干扰。虽说为隔壁邻居,但左右心室在形态结构、功能上十分不同。在形态结构上,左心室腔呈圆锥形,室壁肌肉发达且厚实(7~10 mm),收缩有力,收缩期压力可超过120 mmHg。而右心室形态十分不规则,横切面为新月形,纵切面为三角形,像茶壶一样分为流入道、心尖部和漏斗部三部分,室壁较薄(2~3 mm),室壁厚度通常为左心室1/3,收缩期压力低,通常在20 mmHg左右,但右心室体积较左心室稍大,右心室的射血能力较左心室低些,做功也只有左心室的1/6;在功能上,左心室是个射血器官,对压力耐受能力强,其强有力的收缩功能使左心室将血液泵至全身各器官,满足全身组织器官的需要。右心室是个容量器官,右心室对血容量的增加耐受能力强,但对压力的耐受能力十分差,肺动脉压突然升高会让右心室"难以承受压力之重"而迅速衰竭,一直以来,医学界只重视左心室,右心室功能是被遗忘的角落。事实上左右心室是相互联系相互依赖的,肺动脉高压等疾病处理不好可导致右心衰竭甚至整个心脏泵血功能的崩溃。因此,虽说形态上"歪瓜裂枣",但右心室功能也不容轻视,十分值得研究。

(李江)

## 4. 肺有何功能？它如何进行气体交换？

肺是人体内进行气体交换的器官，分别位于胸腔内纵隔的左右两侧，每侧肺呈半圆锥体。肺脏外表看起来娇嫩脆弱而又结构完善，能够非常精确地将空气中的氧气摄入血中，并同时排出体内产生的废气——二氧化碳，之后经过气体交换的富含氧气的血液经左心输送至全身各个部位。肺的健康对人体正常生命活动非常重要。我们的肺脏时刻与外界发生着联系，是与外界相通的最大器官。伴随着我们呼吸，空气中的细菌、病毒、真菌以及粉尘均有可能进入肺脏，到达体内，因此肺脏最容易受到外界的侵扰。

作为如此重要的器官，我们的肺是如何构成的呢？形象地讲，肺就像一个拥有2亿多个房间的大厦，楼道就是气管支气管，负责传输空气，房间具有弹性，一伸一缩之间就把空气吸入和排出身体。墙壁中的钢筋混凝土相当于肺泡壁上布满的血管神经和支撑组织，而房间的表面则是密密麻麻的肺泡细胞，这些细胞连同肺泡壁构成肺实质，肺泡壁上布满的血管和支撑组织称为肺间质。肺泡细胞具有高度的通透性，进入肺泡的新鲜空气与肺动脉血液进行气体交换，由于气体分子有从压力高处向压力低处发生转移的特性，所以能够让氧气自由地通过肺泡进入肺动脉内含氧量低的静脉血中，而静脉血中二氧化碳则向肺泡扩散，最后肺动脉内的静脉血转变为含氧高的动脉血。但有趣的是，空气中的一些气体，比如含量最高的氮气，一点也进入不了体内。人工分离空气中的氮氧仅有两百多年的历史，但肺脏的这个功能已经用了数百万年。肺的功能主要包括通气功能和弥散功能，通气功能是指肺通过胸廓的伸缩进而扩张和回缩来把空气吸入和废气排出的功能；弥散功能则是指吸入肺泡中的氧气进入身体血液内，同时将血液中的二氧化碳排出到肺泡中的能力。两者缺一不可，任何一个损害都会引起缺氧。慢性阻塞性肺疾病会因为低通气而诱发肺泡内氧含量降低，这会严重影响肺换气，还会导致肺动脉高压，所以有慢性阻塞性肺疾病的患者建议其长期进行家庭氧疗。在上述过程中，肺泡与血液进行气体交换需通过呼吸膜进行。呼吸膜平均厚度不到 1 μm，具有很大的通透性。任何能使呼吸膜增厚的疾病，如肺纤维化、肺水肿，都会降低气体交换速率。特别在运动时，由于血流加快，气体在肺部交换时间缩短，此时呼吸膜的厚度改变对肺换气的影响格外突出。病理切片发现，肺动脉高压患者主要改变为肺小血管（特别是肺动脉）的重塑增厚，这就相当于增加了呼吸膜的厚度，这也解释了部分肺动脉高压患者在进行一般体力劳动后常有呼吸急促的表现。

（李远）

## 5. 肺动脉的结构和特点是什么？

肺动脉是连接右心室与肺毛细血管网间的动脉，它自右心室起始，分为左、右肺动脉。左肺动脉较短，分 2 支进入左肺的上、下叶；右肺动脉较长，分 3 支进入右肺上、中、下叶。左、右肺动脉的各分支又反复分支，与支气管的分支伴行，最后达肺泡壁，形成稠密的毛细血管网。在肺动脉干分叉处稍左侧与主动脉弓下缘之间有一结缔组织索，称动脉韧带，这是胚胎时期动脉导管闭锁后的遗迹。动脉导管在生后不久即闭锁，如长期保留而不闭锁，则称为动脉导管未闭（patent ductus arteriosus，PDA），属先天性心脏病。

较大肺动脉管壁有三层结构：①最内侧是由内皮细胞覆盖，称内皮层。正常的内皮细胞可释放多种活性物质，调节血管平滑肌细胞的收缩和舒张，防止血栓形成等。②中层由平滑肌细胞和弹力纤维组织组成，称中膜层。中膜层平滑肌在血管舒张和收缩因子的作用下调节血管的收缩和舒张。③最外层由纤维结缔组织组成，称外膜层。肺毛细血管管径一般为 6~8 μm，管壁主要由一层内皮细胞和基膜组成。细的毛细血管横切面由一个内皮细胞围成，较粗的毛细血管由 2~3 个内皮细胞围成，内皮细胞基膜外有少许结缔组织。值得一提的是，肺动脉管壁增厚、管腔变小或血栓堵塞等都可以导致肺动脉的压力增高，最终导致右心衰竭。

（李江）

# 6. 肺循环的作用和特点是什么？

肺循环主要有三大功能：①换气功能。静脉血含二氧化碳高但含氧低，通过体循环进入右心，右心将这些血液泵入肺动脉，肺动脉逐渐变细到小肺动脉、肺毛细血管，肺毛细血管围绕在肺泡囊周围，肺毛细血管比头发丝还细小，以至于每次仅 1~2 个红细胞通过，当红细胞到达肺泡表面的毛细血管时，它们摄入氧气，排出机体产生的废气——二氧化碳，此后血中含氧丰富，然后再汇集于肺静脉，回流入左心房、左心室，然后被泵入身体的其他部位，继而红细胞释放出的氧气可以用于机体代谢。②内分泌功能。肺动脉的内层是内皮细胞，它能分泌和合成多种物质，如它能分泌前列腺素，内皮细胞衍生舒张因子/一氧化氮、内皮素等来调节肺动脉的收缩舒张，从而改变肺动脉的阻力和压力，同时它还能分泌肝素等物质，防止血栓的形成。③代谢功能。与内分泌功能密不可分，内皮细胞能转化和灭活许多机体产生的生理活性物质。

肺循环的特点是压力低、阻力低、血流量高。肺动脉的阻力很低，因此肺动脉的压力也很低，常不到主动脉 1/6，其平均压仅为（14±3）mmHg（肱动脉平均压为 80 mmHg）。在没有体循环向肺循环分流（简称体肺分流）的情况下，体循环血量等于肺循环血量，所以正常情况下，右心室只需要消耗很小的能量（也就是右心做功很小，通常不到左心室的 1/6）就可以完成一次泵血。正常的肺血管阻力很小，毛细血管网十分通畅，血液很容易就能流过并进行气体交换，但如果肺动脉收缩、狭窄或阻塞，肺动脉压就会增高，如同花园里浇水时用手捏住橡胶水管开口使水压升高喷水更远一样。肺动脉压升高后直接受累的是右心室，它只能增加做功才能泵血入肺动脉，久而久之，可引起右心衰竭。

（李江）

## 7. 什么是血氧饱和度？发绀的原因是什么？

　　血红蛋白是红细胞内运输氧气的一种蛋白质，其由珠蛋白和血红素组成。血红蛋白通过与氧气结合形成氧合血红蛋白，从而将氧气运输到我们全身各个组织、器官供细胞利用。血氧饱和度就是指血液中被氧气结合的血红蛋白（即氧合血红蛋白）的容量占全部可结合的血红蛋白容量的百分比。正常情况下，大部分血红蛋白都能跟氧气结合形成氧合血红蛋白，因此我们不难理解，正常的动脉血氧饱和度为95%～98%，但是当动脉血经过组织器官后，一部分氧气被细胞利用了，所以静脉血氧饱和度减少了，变为70%～75%。通常氧合血红蛋白呈鲜红色，非氧合血红蛋白呈紫蓝色，所以我们会发现一些人红光满面，即是呈现出氧合血红蛋白鲜红色的颜色，但是在病理状态下，当未被氧合的血红蛋白含量超过50 g/L时（正常情况下总的血红蛋白浓度为150 g/L），皮肤和黏膜即呈青紫色改变，即我们所说的发绀，其中以口唇、指（趾）、甲床比较明显（图3）。因此通常情况下，发绀即提示有缺氧，病情有加重趋势，应及时就医。但是需要注意的是某些特殊情况下（如雷诺现象）发绀并不一定都代表缺氧，并且缺氧并不一定都会出现发绀。所以有时不能太大意，仅凭这一个指标来评估病情的严重性，还需要根据其他体征并结合相关辅助检查评判。

（李远）

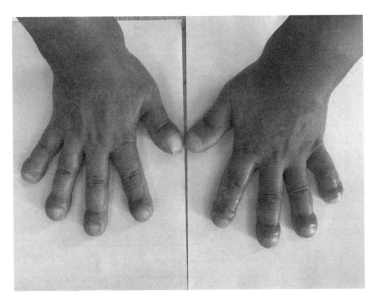

图3　手指发绀

## 8. 什么是心排血量，与肺动脉平均压、肺血管阻力的关系是什么？

如果把人比喻成一辆小汽车，心脏就好比汽车的发动机，不断地产生能量，保证汽车能够正常行驶。心脏不停地跳动，通过主动脉将血液送往全身各个器官，通过肺动脉将血液送往肺部进行气体交换。评价心脏这个"发动机"功能的指标就是心排血量，它是指每分钟左心室或右心室射入主动脉或肺动脉的血量，而正常心脏左、右心室的输出量是一样的。心室每次搏动输出的血量称为每搏输出量，正常成人静息时约为 70 mL（60~80 mL），如果心率每分钟平均为 75 次，则每分钟输出的血量约为 5000 mL（4500~6000 mL），即每分心排血量。通常所称心排血量，一般都是指每分心排血量。心排血量是评价心脏这个发动机做功效率高低的重要指标。

肺动脉是心脏右心室发出之后的一根血管，它就像是汽车发动机后的传送装置一样，将能量传送给汽车各个部件进行能量供应。同样，从心脏右心室泵出的血液通过肺动脉不断地送往肺部进行气体交换，肺动脉会产生一个压力保证血液能够顺利到达肺部，这就是肺动脉压，正常的肺动脉平均压为（14±3）mmHg。

与此同时，由于在运输过程中受到了各种原因影响，比如管道太长，或者管道壁不光滑导致狭窄甚至闭塞，在血液运输过程中会产生阻力，这个就是肺血管阻力。正常情况下，肺血管阻力比较小，小于 2 Woods（阻力单位），不会对肺动脉血液运输有什么影响。大家中学时学过欧姆定律（电压＝电流×电阻），其实这个欧姆定律也适用于肺循环系统，即平均肺动脉压＝全肺血管阻力×肺血流量（通常等于右心室输出量）。比如肺动脉高压的患者，如果全肺血管的阻力是 8 Woods，右心室输出量为 6 L/min，那么肺动脉压就是 48 mmHg。通常情况下，平均肺动脉压和右心室输出量可以通过右心导管检查直接测出，那么肺血管阻力就可以计算出来。了解了肺动脉压、肺血管阻力及心排血量之间的关系，对我们了解肺动脉高压是很有帮助的，我们将在后面（治疗篇 第 154 问）提到。

（罗俊）

## 9. 什么是右心衰竭？右心衰竭常见的疾病有哪些？

当心脏正常工作时，它会将富含氧气的血液泵入肺部和身体其他部位，左心将血液泵至全身，而右心室承担着将"用过"的血液从心脏运送至肺部的重任。右心衰竭是指当任何原因引起右心功能受损时，心脏泵出的血流便无法满足机体日常所需，从而出现一系列的症状，包括：呼吸困难、消化道症状（如腹胀、食欲下降、恶心、呕吐或便秘等）、心悸（通常感到胸闷心慌）。右心衰竭是一种复杂的综合征，许多疾病可以影响右心功能，导致右心衰竭，血液淤滞在静脉系统，导致静脉压力升高，双下肢水肿，严重者肝脏肿大，胸腹腔积液等。右心衰竭主要包括以下几个方面的原因。

（1）右心室压力负荷（右心室开始射血时所受到的阻力）过大，包括肺动脉高压、肺动脉狭窄、右心室流出道梗阻等。

（2）右心室容量负荷（即右心室壁舒张末期的张力）过大，如三尖瓣关闭不全等右心瓣膜病、房间隔缺损等先天性心脏病及其他少见的原因（比如类癌晚期）。另外，像法洛四联症、大动脉转位等复杂先天性心脏病同时存在，右心室容量和压力超负荷。

（3）右心室心肌自身病变，如右心室心肌梗死、右心室心肌病、心肌炎及严重感染。这些原发疾病均不同程度地导致心血管结构和（或）功能异常，损害右心室射血功能和/或充盈能力。

（李源昌 葛良清）

### 10. 肺动脉收缩压和平均肺动脉压有何不同？

肺动脉压是指肺动脉内的血液对血管壁产生的侧压力，通常由有创的右心导管检查直接测得，包括肺动脉收缩压（systolic pulmonary artery pressure，sPAP）、舒张压（diastolic pulmonary artery pressure，dPAP）和平均压（mean pulmonary artery pressure，mPAP）。sPAP 是指右心室收缩时，从心脏射入肺动脉的血液对主肺动脉壁产生的最大侧压力，正常范围为 10～30 mmHg；dPAP 是右心室舒张时，肺动脉内血流逐渐减少，导致管壁侧压力逐渐降低至最低值即为肺动脉舒张压，正常范围为 5～10 mmHg；肺动脉平均压（mPAP）是一个心动周期（心脏收缩和舒张一次）中肺动脉内血压的平均值，正常范围是（14±3）mmHg。值得注意的是，sPAP 和 mPAP 存在一个恒定的比例，即 mPAP = 0.6 sPAP+2 mmHg。另外，超声心动图可以通过测量三尖瓣最大反流速度来估测 sPAP，是肺动脉高压筛查和随访的首选无创性检查。

（陈文杰）

### 11. 什么是肺动脉高压？和我们平常谈的"高血压"一样吗？

肺动脉高压是一个医学术语，是指各种原因所致的肺动脉压增高的一大类疾病。它既可能是由肺循环本身血管病变，也可能是由其他系统疾病引起。该病往往是由于扩张血管的物质缺乏而收缩血管的物质增加，使肺血管处于收缩状态，或者由于肺血管结构改变，以及肺血管内有血凝块阻塞（称为"血栓"）形成等多种原因造成，从而使肺血管内压力增加，使右心泵血到肺脏的阻力增加，最后发生右心衰竭。

肺动脉高压与我们常说的"高血压"是两种截然不同的疾病。我们常说的"高血压"是指体循环动脉的血压增高，可以通过袖带测量上肢得出，通常袖带压大于或等于 140/90 mmHg 即可诊断为高血压。而肺动脉高压是指肺动脉的血压增高，由于肺动脉处在两肺中间，难以用类似袖带血压计的无创方法测定，因此其诊断比较困难（通常要超声估测或插管至肺动脉直接测定）。很多肺动脉高压晚期患者，肺血管的狭窄、闭塞等导致右心衰竭，从肺循环流到心脏的血液减少，体循环血压也会降低，变成"低血压"。

2022 年 8 月欧洲心脏病学会将最新的肺动脉高压的诊断标准更新为：在海平面静息状态下，右心导管检查肺动脉平均压>20 mmHg。此外，根据肺动脉高压的不同分类，尚需测定肺小动脉楔压（如≤15 mmHg，通常排除肺静脉压力增高引起的）和计算肺血管阻力。比如第一类的诊断标准是：肺动脉平均压>20 mmHg，肺小动脉楔压≤15 mmHg，阻力>2 Woods。这里引出一个肺小动脉楔压的概念，它是我们临床上一个很重要的血流动力学指标，相当于我们的肺静脉压，亦是左心房压力，是我们鉴别肺动脉高压病因的一个重要数据，它升高意味着左心压力升高，肺动脉高压的原因就很有可能和左心疾病相关。另外通过肺动脉高压的定义,我们便知道了,心脏超声可用于肺动脉高压的初筛,而右心导管检查才是诊断肺动脉高压的金标准。

(李江)

## 12. 肺动脉高压如何分类?

肺动脉高压病因繁多,临床上根据其发生的病理生理机制、临床表现、血流动力学特点以及治疗的不同分为五大类(2018 年第 6 届世界肺动脉高压大会)。

第一类主要指动脉型肺动脉高压(pulmonary arterial hypertension,PAH),它又可以分为以下几个亚类。

(1)特发性肺动脉高压。这是一类具体病因尚不明确的肺动脉高压。

(2)急性肺血管扩张试验阳性肺动脉高压。指少数由肺动脉痉挛引起的肺动脉高压,单独应用钙通道阻滞剂可显著改善患者的临床症状、血流动力学和长期预后。

(3)遗传性肺动脉高压。基因突变是这类患者肺动脉高压的最根本病因。目前已知 9 个致病基因与这种类型的肺动脉高压有关:*BMPR2*、*BMP9*、*ACVRL1*、*ENG*、*SMAD9*、*BMPR1B*、*TBX4*、*CAV1* 和 *KCNK3*。

(4)药物和毒物相关肺动脉高压。如某些减肥药、毒茶籽油等引起的肺动脉高压即属于此类。

(5)相关因素所致肺动脉高压。这些因素包括①结缔组织疾病,如系统性硬化病、干燥综合征等;②艾滋病;③门静脉高压;

④先天性心脏病；⑤血吸虫病；⑥慢性失血性贫血。

（6）肺静脉闭塞症（pulmonary veno-occlusive disease，PVOD）/肺毛细血管瘤（pulmonary capillary hemangiomatosis，PCH）。

（7）新生儿持续性肺动脉高压（persistent pulmonary hypertension of the newborn，PPHN）

第二类主要指与左心疾病相关的肺动脉高压。包括射血分数保留的心力衰竭（heart failure with preserved ejection fraction，HFpEF）、射血分数降低的心力衰竭（heart failure with reduced ejection fraction，HFrEF）、心脏瓣膜病、先天性毛细血管后阻塞性病变以及心肌病所致的肺动脉高压。

第三类主要指呼吸系统疾病和/或缺氧所致肺动脉高压。主要包括阻塞性肺疾病、限制性肺疾病、其他混合性限制/阻塞性肺疾病、非肺部疾病所致低氧、肺发育异常性疾病。

第四类主要指肺动脉阻塞性疾病所致肺动脉高压。主要包括慢性血栓栓塞性肺动脉高压、其他肺动脉阻塞性病变所致肺动脉高压、肺动脉肉瘤或血管肉瘤、其他恶性肿瘤、非恶性肿瘤、肺血管炎、先天性肺动脉狭窄、寄生虫阻塞。

第五类是指未知因素所致肺动脉高压。主要包括血液系统疾病、系统性疾病、其他：如慢性肾功能衰竭、纤维性纵隔炎、节段性肺动脉高压、复杂先天性心脏病。

（葛良清）

## 13. 世界肺动脉高压日是哪一天？ 如何由来？

"世界肺动脉高压日（world pulmonary hypertension day，World PH Day）"是每年的 5 月 5 日。它的由来是：1981 年，西班牙发生了一起由毒菜籽油诱发肺动脉高压的群体事件，其中有近 2 万受害者，当年 5 月，一名 8 岁男孩成为此次事件的第一个死亡者。2012 年 5 月，在西班牙马德里召开了关于肺动脉高压的科学研讨会，经过 22 个患者组织、10 个罕见病组织以及 8 家科研机构的共同商讨，提议每年的 5 月 5 日为世界肺动脉高压日，这个日子是为了纪念 30 年前一位因食用有毒菜籽油而导致肺动脉高压致死的西班牙儿童患者。世界肺动脉高压日的设立旨在传播有关肺动脉高压知识，增强人们对疾病的认识，帮助患者获得早期诊断，早期诊断可以有效地降低患者病死率；推广相关的治疗方法和药物；提高全球 2500 万肺动脉高压患者的生活质量，延长生存期；推广全套治疗方案的理念，即从生理、心理以及社会学角度对患者提供全方位的支持；建立统一的国际认可的专业肺动脉高压诊疗中心标准；积极参与科学研究，寻找治愈肺动脉高压的途径。

（陈雨思）

## 14. 肺动脉高压、肺高血压、肺高压、动脉型肺动脉高压是一回事吗？有什么区别？

我们经常听见医生说"肺动脉高压""肺高血压""肺高压""动脉型肺动脉高压""肺循环高压"等，这是一回事吗？有什么区别？这些年来，不仅是患者甚至不少医生都没弄明白这些医学术语的区别。事实上，英文就两个词"pulmonary hypertension"（简称 PH）"pulmonary arterial hypertension"（简称 PAH），两个英文术语有明显的区别，前者是总称，后者是前者其中的一大类。遗憾的是，多年来我国医学人员对这两个专业术语的翻译比较混乱，至今未完全统一，如"pulmonary hypertension"被称为"肺高血压""肺高压""肺动脉高压""肺循环高压"等，"pulmonary arterial hypertension"译为"肺动脉高压""动脉型肺动脉高压"等，十分容易混淆。比如说谈到"肺动脉高压"到底是"pulmonary hypertension"还是"pulmonary arterial hypertension"呢？大家很容易迷糊。根据2021年《中华医学杂志》发布的《中国肺动脉高压诊断和治疗指南》（2021 版），本书统一将"pulmonary hypertension"译为肺动脉高压；"pulmonary arterial hypertension"译为动脉型肺动脉高压。

肺动脉高压（pulmonary hypertension，PH）是一大类常见肺血管疾病，指各种原因导致的肺动脉压升高，包括毛细血管前性肺动脉高压、毛细血管后性肺动脉高压和混合性肺动脉高压（肺动脉和肺静脉压力均升高）。它的诊断标准是：在海平面静息状态下，只要右心导管测量肺动脉平均压（mPAP）>20 mmHg 都称为肺动脉高压(PH)。我们在本章第 11 问中已经介绍了肺动脉高压的定义,在这里我们继续说明一下,PH 分为五大类型,其中动脉型肺动脉高压(PAH)是肺动脉高压(PH)五大类中的第一大类,另外,特发性肺动脉高压( idiopathic pulmonary arterial hypertension,IPAH)是一类无明确原因、以肺血管阻力进行性升高为主要特征的恶性肺血管疾病,它是第一大类 PAH 中的一小类(详见肺动脉高压的分类),从这三个术语的包含大小范围来说,肺动脉高压(PH)>动脉型肺动脉高压(PAH)>特发性肺动脉高压(IPAH)。

(李江)

## 15. 肺动脉高压是如何形成的？肺血管的本质改变是什么？

肺动脉高压是一种异常的血流动力学状态,形成原因非常复杂,可以是肺血管病变造成的,但更多的是继发于其他系统的疾病。类似于欧姆定律:电压=电流×电阻,在肺动脉循环中:平均肺动脉压=肺血流量(L/min)×全肺阻力(Wood)。因此,肺血管压力升高可以大致认为是肺血流量的增加和(或)全肺阻力的增高,导致的肺血流量增加常见于左向右分流的先天性心脏病,比如房间隔缺损、室间隔缺损以及动脉导管未闭。并不是所有的左向右分流都可以引起肺血管压力升高,因为肺血管自身具有一定的弹性和调节能力,少量的肺血流量增加不会引起肺动脉压的增高。全肺阻力包括两个组成部分:一是左心系统的阻力,二是肺血管自身的阻力。左心系统阻力增加常见于左心疾病,比如二尖瓣狭窄、心肌病、左心衰等情况，这类患者右心导管的肺小动脉楔压（pulmonary artery wedge pressure，PAWP）>15 mmHg 是重要的判断依据。肺血管自身阻力的增加通常指的是由于各种原因导致的肺小动脉内膜受损、中膜增厚和外膜纤维化，最终导致肺小动脉管腔缩小，阻力增加。无论是血流量的增加或者全肺阻力的增加均可以导致肺血管压力增高，当右心导管测得平均肺动脉压>20 mmHg 时，我们就可以诊断患者存在肺动脉高压。

动脉型肺动脉高压是第一大类肺动脉高压，属于比较特殊的一种，其主要的肺血管组织病理学特征是小动脉内膜增生，演变为同心或偏心层状硬化、中膜肥厚和外膜增生，伴有不同的炎症反应和偶尔的纤维素样坏死。末期可能与所谓的丛状病变有关，该病变由血管增殖和闭塞小动脉附近的内皮细胞、炎症细胞积聚组成。丛状病变散在分布于肌性大动脉至弹性肺动脉垂直发出的分支，多达三分之二的患者存在丛状病变，另外，约三分之一的动脉型肺动脉高压患者也可能发生微血栓病变。这些病变最终导致肺血管床内膜损伤、中层肺动脉平滑肌细胞肥大和增殖、外膜增殖/纤维化导致肺动脉管腔进行性狭窄甚至闭塞，肺血管阻力不断升高，进而导致右心功能衰竭甚至死亡。

（陈静远）

## 16. 为什么动脉型肺动脉高压是孤儿病？流行病学有什么特点？

孤儿病是指发病率小于 1000/100 万的罕见病。由于市场太小，很难收回研发与市场开发的投资，所以很多医药公司没有兴趣研制治疗这类病的药物。这些病就像"孤儿"一样没人关心，不受待见。动脉型肺动脉高压就是一种孤儿病，特别是特发性和家族性肺动脉高压。在西方国家动脉型肺动脉高压发病率和患病率分别为（5~10）/100 万和（15~60）/100 万，约半数为特发性肺动脉高压、遗传性肺动脉高压或药物相关肺动脉高压，相关因素肺动脉高压则以结缔组织疾病最为常见，其中系统性硬化病约占结缔组织疾病相关肺动脉高压的 2/3；20 世纪 80 年代美国国立卫生研究院（national institutes of health，NIH）注册研究显示，特发性肺动脉高压患者平均年龄为 36 岁，其中女性患者占 63%。近年来美国和欧洲（包括法国、西班牙和英国）陆续公布多项更大规模注册登记研究结果，进一步证实特发性肺动脉高压女性多发，比例高达 60%~80%，但平均年龄较 NIH 注册研究增加 10~20 岁。一项来自欧洲多中心的大规模队列研究表明特发性肺动脉高压发病年龄显著增大，提示其流行病学特点发生了改变。尽管在西方特发性肺动脉高压发病年龄有逐渐增大的趋势，但中国的研究显示我国特发性肺动脉高压以中青年女性（发病年龄为 30~39 岁）为主，老年患者相对少见。因此特发性肺动脉高压的流行病学存在地区和民族差异。

（宋洁）

## 17. 为什么把肺动脉高压患者称为"蓝嘴唇"？

将肺动脉高压患者称为"蓝嘴唇"是因为这些患者由于心脏

或肺血管的问题而导致体内氧气供应不足，使得他们的嘴唇或皮肤呈现发绀的状态。在肺动脉高压患者中，肺血管的异常导致血液无法充分地从肺部循环到身体各处，这可能会导致氧气供应不足。由于缺氧，患者的皮肤和黏膜可能呈现发绀，即在指甲床、嘴唇或脸部出现蓝紫色。这是因为血液中缺乏足够的氧气，使得血液呈现暗红色，而皮肤或黏膜则呈现出发绀的颜色。因此，"蓝嘴唇"是描述肺动脉高压患者因氧气供应不足而导致嘴唇发绀的特征。然而，值得指出的是，肺动脉高压的发绀并不一定局限于嘴唇，也可能出现在其他部位，如指甲床、脸部等。

（陈文杰）

## 18. 肺动脉高压是如何引发右心衰竭的？

人体心脏由心房和心室构成，心室又分为左心室和右心室，两者各司其职，一个参与体循环，一个参与肺循环。左心室将富含氧气的动脉血泵入主动脉进入全身循环为组织器官提供氧气和营养，右心室则将我们回流至右心房的血液泵入肺血管到达肺脏进行氧合。由于肺的体积和血管数量明显小于全身，且肺循环的路程显著短于体循环，所以右心给肺提供血液时所需的压力也比较低[安静时肺动脉平均压力为（14±3）mmHg]，因此右心房和右心室壁比左心要薄，但是一旦因为某些原因，比如特发性肺动脉高压、结缔组织疾病相关肺动脉高压、先天性左向右分流、门静脉高压和人类免疫缺陷病毒（human immunodeficiency virus，HIV）感染等使肺动脉发生重塑，导致肺动脉压持续升高，形成肺动脉高压(静息状态下平均压高于 20 mmHg),此时右心为了适应升高的肺动脉压,室壁早期会代偿性肥厚,加强收缩维持心排血量,随着时间延长,右心难以代偿并开始逐渐扩大,最后发展为右心衰竭。肺动脉高压患者往往死于右心衰竭。所以,控制肺动脉压对预防右心衰竭非常重要。

(仇海花)

## 19. 肺动脉高压对左心有影响吗?

首先明确的是,肺动脉高压除了影响右心结构和功能以外,对左心同样会有影响。心脏分为左心和右心,由于左心是圆锥形,右心包绕着左心,从正常横切面来看,左心像一个圆圆的太阳,右心像一个弯弯的月亮。

肺动脉高压直接的表现是肺动脉压升高,右心室的作用是将血液经过肺动脉送往肺部完成氧气交换,而右心对压力负荷的耐受非常敏感,因此肺动脉压的增加导致右心室的血液流向肺动脉的阻力增加,为了抵抗这种增加的阻力,右心室会加大泵血力度,以使右心的血液进入肺部进行氧气交换,短时间的压力负荷下右心可以承受,但是时间一长,右心就会出现心肌肥厚、心腔扩大,右心的扩大以及压力的升高使室间隔向左偏移,由于心包的包绕使左右心的总体积相对固定,这时候右心就会逐渐变圆,而左心受压,晚期可变成弯弯的月亮(图 4),此时左心的舒张充盈受限,左心舒张不起来,导致左心里面没有足够的血液,舒张末期的容积减少从而导致射血量减少,导致血压下降。另外右心

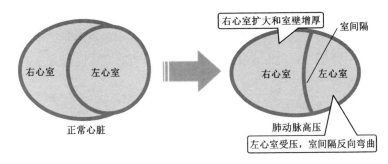 第一篇　概念篇 |

增大会使冠状动脉缺血，可以导致心肌缺血，从而影响心肌的收缩功能，对左心功能产生影响。

（罗俊）

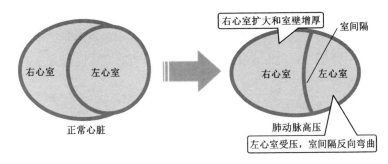

图4　正常生理状态及肺动脉高压时左右心大小变化

## 20. 为什么肺动脉高压压力很高，有些患者却无症状？

生活中有相当一部分肺动脉高压患者肺动脉压已经很高了，但临床症状却不明显，患者有时候会感觉自己没有什么大的问题，其实这是一种误解。我们在第8问中已经说明了肺动脉压、肺血流量和肺血管阻力之间的关系，其中肺血流量就代表着活动耐量的高低，如果肺血流量多，意味着活动耐量好，患者可能没有临床表现或者比较轻微；反之肺血流量低，往往意味着活动耐量差。因此肺血流量越高，那么肺动脉高压患者可能就没有什么不舒服的表现。这种情况尤其是在年轻的肺动脉高压患者身上出现，年轻患者因为右心代偿功能好，开始的时候虽然肺动脉压

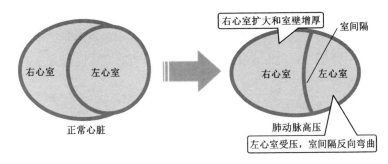25 ||||

高了，但是右心功能可以代偿，右心功能没有出现恶化的情况，患者此时没有明显的临床表现，但不意味着患者的肺动脉压就是低的，一旦右心承受不住了，就会出现呼吸困难、腹胀、脚肿等症状，此时就是"量变到质变"的过程，也说明肺血流量低，患者右心功能差了，所以肺动脉压很高，患者没有症状的时候，千万不要忽略掉疾病本身的严重程度，而应该更加积极地降肺动脉压治疗。否则，一旦出现症状，往往说明肺动脉高压已经导致右心功能下降了。

其次肺动脉高压和很多疾病的症状是相同的，肺动脉高压主要的症状包括：呼吸困难、乏力、晕厥、心绞痛或胸痛、干咳或声音嘶哑、咯血、发绀。同时在出现右心衰竭后也可出现下肢浮肿、腹胀、纳差、腹泻和肝区疼痛等症状。其次我们人体有强大的代偿功能，右心也是如此，肺动脉高压的发展是一个长期、慢性的过程，当患者肺动脉压升高比较缓慢，人体的肺和右心发生相应的改变，可以代偿肺动脉压的升高所带来的不良反应，因此只要右心功能能够有效代偿，那患者就不会有什么症状，尤其是年轻患者，身体素质比较好的时候早期症状更不明显，加之肺动脉高压早期症状常常不典型，往往不能引起患者的重视，导致肺动脉高压患者常常误诊或者漏诊。

对于这些患者无症状并不代表疾病不严重，因此，一旦有肺动脉高压的危险因素，或者出现上述症状的时候，要引起重视，及时去医院进行检查。

（罗俊）

## 21. 为什么肺动脉高压不仅仅是心血管系统的疾病？

　　有些人认为肺动脉高压就是心血管系统疾病，只存在于心血管内科或呼吸科，其实不然。之前我们提到，肺动脉高压分为五大类(本篇第 12 问)，这五大类中导致肺动脉高压的疾病涉及呼吸、免疫、遗传、心血管、血液、内分泌等多个系统，与性别、遗传、家族、妊娠、药物毒物等方面相关，与肝病、血吸虫病、先天性心脏病、左心系统疾病、肺动静脉疾病、呼吸系统疾病、血栓相关疾病、免疫系统疾病、代谢性疾病、血液病、慢性肾脏病、肿瘤等多种疾病有关，涉及心脏内外科、呼吸科、风湿免疫科、妇产科、新生儿科、血液科、老年科、肿瘤科等多个学科。事实上，肺动脉高压也正是这样一种由多种疾病所致的异常的血流动力学状态或者是许多疾病/临床综合征的一个病理生理学表现，就像"发热"一样，在绝大多数情况下，它只是许多疾病的一个表现。

　　从血流动力学参数上看，决定肺动脉压水平的因素主要包括肺静脉压、肺血管阻力和肺血流量(其中一个和多种因素所致)，导致以上三种因素升高的疾病也很多，所以要明确肺动脉压升高的原因还需要仔细地分辨具体的血流动力学情况。

　　正是因为肺动脉高压的病因涉及多个学科多种疾病，所以要求肺血管病的临床医生在肺动脉高压的诊断中应具有视野极广的鉴别诊断思维，对多学科的许多疾病进行排查。同时，在综合医院里肺动脉高压的诊治团队需要医院多学科精诚协作，打造多学科团队(multi-disciplinary treatment，MDT)规范化诊疗模式，只有这样才能为患者提供更好的诊治。

（李江）

## 22. 什么是特发性肺动脉高压(IPAH)？

特发性肺动脉高压(IPAH)是指第一大类肺动脉高压的特殊类型，是指原因不明的肺血管阻力增加，引起持续性肺动脉压升高，在静息状态下平均肺动脉压大于 20 mmHg，排除所有引起肺动脉高压的继发性因素。特发性肺动脉高压发病率低，属于罕见病的范畴，但诊断、治疗难度大，多学科合作尤其重要。近年来特发性肺动脉高压诊断年龄为 50~65 岁，较 20 世纪 80 年代的 36 岁显著升高，原因尚不明确。特发性肺动脉高压主要影响远端肺动脉(<500 μm)，表现为中膜增厚、内膜增生和纤维化改变，外膜增厚合并轻-中度炎症细胞浸润和淋巴细胞增生，复合病变(丛状、扩张病变)，血栓形成。我国学者研究表明，仅接受传统药物治疗，特发性肺动脉高压与家族性肺动脉高压患者 1 年、3 年、5 年的生存率分别为68%、38.9%、20.8%，接受肺动脉高压靶向药物治疗患者 1 年、3 年、5 年的生存率分别为84.1%、73.7%、70.6%。特发性肺动脉高压患者临床症状无特异性，可有乏力、呼吸困难、干咳和晕厥，通常劳累后加重，重症患者静息状态亦可出现症状。临床上，由于部分医生的认识水平有限或医院检查不完善，常常将相关疾病所致的肺动脉高压(如先天性心脏病、免疫结缔组织疾病等)以及慢性血栓栓塞性肺动脉高压

误诊为特发性肺动脉高压，因而耽误患者的治疗和病情。因此对于特发性肺动脉高压一定要到有经验的肺动脉高压治疗中心进行正规的检查。特发性肺动脉高压的诊断需要综合多种辅助检查，其中超声心动图、右心导管检查尤为重要。其治疗包括 ①初始治疗及支持治疗。②急性肺血管反应试验阳性患者给予高剂量钙通道阻滞剂类药物治疗，急性肺血管反应试验阴性患者给予靶向药物治疗。③对于治疗反应不佳的患者，联合药物治疗及肺移植。需要强调的是，特发性肺动脉高压的治疗一定是在吸氧、利尿、纠治贫血等基础之上的全面治疗。

（宋洁）

## 23. 肺动脉高压会遗传吗？

遗传因素是肺动脉高压的重要组成部分，人体某些遗传物质（医学上叫"基因"）的错误表达（医学上叫"突变或变异"）可导致肺动脉高压的发生。基因突变是部分肺动脉高压患者的根本病因，有两种情况被诊断为患有遗传性肺动脉高压：①在你的家族中至少有 2 名成员患肺动脉高压；②某个患者在基因筛查中发现明确的肺动脉高压致病基因突变。迄今，包括 *BMPR2* 等 9 种基因被认为是肺动脉高压的致病基因，这种基因被认为是遗传性的，即可在家族成员中代代相传。但是，有家族遗传性肺动脉高压并不意味着你的孩子一定会发病，如果父母一方带有致病的突变基因，孩子有 50% 的机会遗传此基因。然而实际上，即使携带这种基因，他们发生肺动脉高压的可能性仅为 20% 左右，且受性

别影响，男性携带者中约 14%患病，女性携带者患病率则约为
42%，因此导致肺动脉高压的发病还有其他多种复杂因素共同参
与调控。此外，基因突变与患病的严重程度相关，携带突变基因
的患者发病年龄更早，病情恶化更快。因为这种遗传性的因素存
在，需要关注家庭成员是否有相关的不适，必要时做临床检查和
基因筛查，以便早期诊断和治疗。

（宋洁）

## 24. 引起肺动脉高压的药物和毒物有哪些?

到目前为止，研究发现引起肺动脉高压的药物和毒物有很
多，根据与肺动脉高压发生的相关程度和致病性，将危险因素分
为确定致病及可能致病二大类：第一类是确定与肺动脉高压直接
相关的，第二类是目前证据显示与肺动脉高压是可能相关的，但
未 100%肯定。

（1）第一类。十分明确可引起肺动脉高压的药物有：某些减
肥药中含有的食欲抑制剂如阿米雷司、芬氟拉明、右芬氟拉明、
苯氟雷司、甲基苯丙胺、达沙替尼以及有毒菜籽油等。

（2）第二类。有可能的致病药物：可卡因、苯丙胺、苯丙胺
醇、L-色氨酸(食品添加剂)、圣约翰草、干扰素 α、干扰素 β 和
博舒替尼，直接抗丙肝病毒药物，来氟米特，中药青黛，烷基化
药物如丝裂霉素 C、环磷酰胺。

大规模的流行病学资料显示以上药物或毒物与肺动脉高压
的发病存在一定关系。而在现实生活中，我们可能对大部分上述

药物或者毒物了解不多，但是如果你是一名肺动脉高压患者，你就应该避免接触减肥药、吸毒（含可卡因）、食用有毒性的菜籽油，在服用相关药物时向医生咨询或自己查看说明书以避免加重病情，同时生活中我们也建议戒烟限酒，因为不管你有没有肺动脉高压，吸烟、被动吸烟或者过度饮酒都是有害的。而对于避孕药，虽然指南指出并未发现其与肺动脉高压发病有关系，但是由于避孕药有增加血栓形成的风险，而肺动脉高压患者血管中常伴有血栓，因此我们同样建议避免使用避孕药，而采用其他方式避孕。

（李江）

## 25. 肥胖是肺动脉高压的危险因素吗？

目前根据大量肺动脉高压患者的研究显示，体重过高或过低都与肺动脉高压的病死率、疾病控制不佳有关，但并没有研究证实肥胖本身会导致肺动脉高压，但它与多种心血管疾病和呼吸系统疾病有关，这些疾病可以增加患肺动脉高压的风险。比如：①心血管问题。肥胖与多种心血管疾病（如高血压、冠状动脉疾病、心脏瓣膜疾病）有关，这些疾病都可能增加患肺动脉高压的风险。②呼吸系统疾病。肥胖可能导致或加重某些呼吸系统疾病，如阻塞性睡眠呼吸暂停（obstructive sleep apnea，OSA）和肥胖性低通气综合征，这些疾病可能会增加肺动脉高压的风险。③炎症和代谢问题。肥胖与慢性炎症和代谢紊乱有关，这可能会影响心血管系统的功能。④运动耐受度降低。肥胖患者的运动耐受度通常较低，这可能会导致身体活动减少，进一步影响心肺功能。虽然肥胖本身不是导致肺动脉高压的直接原因，但它与许多潜在的风险因素有关。因此，维持健康的体重和生活方式对预防肺动脉高压及其相关并发症是有益的。

（陈静远）

## 26. 为什么减肥药会引起肺动脉高压？

爱美之心人皆有之，因此减肥是永不过时的热点话题，市场上的减肥药销售也是非常火爆，而我们在选择减肥药物的时候，一定要注意选择正规渠道购买的，因为目前已知部分减肥药物也有导致肺动脉高压的风险。减肥药成分大部分是食欲抑制剂，这类药物和肺动脉高压的关系由来已久，早在 20 世纪 60 年代末至 70 年代初，在瑞士、奥地利和德国出现肺动脉高压的广泛流行，进一步流行病学调查发现其与使用一种叫作阿米雷司（氨苯噁唑啉）的食欲抑制剂有关，服用患者中有 0.1%～0.2% 出现肺动脉高压，此比率是正常人群肺动脉高压发病率的 20 倍，在政府禁止其使用的 2 年后，肺动脉高压的流行消失。这是人类第一次认识到减肥药也是引起肺动脉高压的危险因素。此后研究发现，芬氟拉明及其衍生物、右芬氟拉明等治疗肥胖症的药物，以及苯氟雷司（一种高甘油三酯血症或肥胖糖尿病患者的辅助药物）均可以引起肺动脉高压，我国也有减肥药引起肺动脉高压的案例报道。随着相关证据的积累，上述药物已被列为和肺动脉高压绝对相关的药物。

关于减肥药致肺动脉高压的发病机制仍不明确,目前认为可能的机制有以下几方面:

(1)遗传易感性。①肺动脉血管平滑肌细胞膜上的离子通道,主要是钾通道和钙离子通道的遗传缺陷;②细胞色素P450(芬氟拉明主要代谢酶)功能缺陷;③内源性血管舒缩因子表达的缺陷。

(2)5-羟色胺(5-HT)学说。肺血管床中5-HT水平增加是肺动脉高压发病的重要机制,而阿米雷司、芬氟拉明等药物可以增加5-HT的释放、抑制5-HT的重吸收从而使血液中5-HT水平升高,进而引起肺动脉收缩、肺动脉高压形成,但缺乏进一步证据支持。

(3)通道假说。芬氟拉明、右芬氟拉明和阿米雷司等可以通过抑制电压门控钾离子通道的活性,引起肺动脉平滑肌细胞膜去极化,激活电压门控钙离子通道,使钙离子内流入细胞,肺动脉收缩和肺血管平滑肌重构,最终导致肺动脉高压。

此外,需要注意的是,减肥药引起的肺动脉高压预后差,流行病学调查发现阿米雷司导致的肺动脉高压患者中,尽管有约30%的患者在停药后肺动脉高压症状获得改善,但50%以上患者自诊断后平均生存时间仅为3.5年。芬氟拉明引起的肺动脉高压患者即使停药后,其总病死率也和特发性肺动脉高压相当;而且,相比于特发性肺动脉高压,其对前列环素等肺动脉高压靶向药物的治疗反应性更差。因此,减肥固然好,但一定要选择合适的减肥方式,并在医生的建议和指导下用药,并且定期监测相关并发症的可能,以期获得安全性及疗效。

(罗俊)

## 27. 肺动脉高压患者为什么要检查甲状腺功能？

有科学研究表明：甲状腺疾病在肺动脉高压的发生和发展过程中起到重要作用，随着甲状腺疾病的病情缓解，肺动脉压可逐渐恢复正常。其中甲状腺疾病包括甲状腺功能亢进、甲状腺功能低下和甲状腺功能正常而甲状腺抗体阳性三种情况。甲状腺疾病患者存在低氧状态、血流动力学改变、免疫功能异常、炎症反应及氧化应激增强，诱发肺血管舒缩功能障碍及重塑，与肺动脉高压的发生和发展密切相关。甲状腺疾病相关肺动脉高压患者的症状缺乏特异性，诊断依赖甲状腺功能及肺动脉压的筛查，而改善甲状腺功能对预防和治疗肺动脉高压具有重要意义，可显著改善患者预后，因此对于肺动脉高压的患者，有必要常规行甲状腺功能及相关抗体的检查，为早期诊断、治疗、预测及改善预后提供帮助。

（罗小琴）

## 28. 为什么结缔组织疾病常合并肺动脉高压？哪些结缔组织疾病容易合并肺动脉高压？如何筛查？

结缔组织疾病是一种以血管、结缔组织慢性炎症为基础的自身免疫性疾病，主要累及患者的骨骼、关节、肌肉及其他软组织（如滑囊、肌腱、筋膜、血管、神经等）。此类疾病包括类风湿关节炎、干燥综合征、多发性肌炎、皮肌炎、强直性脊柱炎、系统性红斑狼疮、系统性硬化病、混合结缔组织疾病等多种疾病。这类疾病具有较高的致残率和致死率。肺动脉高压的发病与多种因素有关，其共有机制是肺小动脉痉挛、肺小动脉重塑、肺血管炎、致丛性肺动脉病等。目前，结缔组织疾病引起肺动脉高压的具体机制仍不是非常清楚，但其导致肺动脉高压原因常与以下因素有关。

（1）直接对肺血管侵犯。风湿性疾病可引起肺血管致丛性肺动脉病变，如肺肌型动脉内膜纤维性增生、肺肌型动脉内膜细胞性增生、肺动脉壁中层肥厚等。最终引起肺血管胶原纤维沉积，引起肺动脉的管腔狭窄，肺血管阻力增加，进而导致肺动脉压升高，发生肺动脉高压。另外，风湿性疾病还易引发肺间质性疾病，肺间质疾病可引起肺血管床减少，低氧血症，均可促进肺小血管收缩，增加肺循环的阻力，引起肺动脉高压。

（2）自身免疫炎症反应诱发肺动脉高压。免疫炎症反应在肺动脉血管重塑及肺动脉高压的发生过程中非常重要，大量研究表明，肺动脉高压患者的肺血管周围有多种炎症细胞浸润。风湿免疫性疾病患者往往免疫功能亢进，体内可出现多种自身抗体和免疫复合物，上述物质作用或者沉积于肺血管，激活局部免疫反应，导致相关炎症因子及缩血管物质增加，导致肺动脉发生重塑及收缩增强，进而增加肺血管阻力，形成肺动脉高压。

（3）肺血管内皮细胞受损。内皮细胞在维护血管功能稳定性方面非常重要。风湿免疫性疾病患者普遍存在肺动脉内皮细胞受损的情况，导致其分泌大量缩血管物质（内皮素、血管紧张素Ⅱ）促进肺动脉收缩，导致血管腔狭窄，进而引发肺动脉高压。

由此可见，风湿免疫性疾病可从多个方面影响肺动脉高压发生发展。那么，结缔组织疾病患者就需要及时地对肺动脉高压进行筛查，以免误诊或者漏诊。主要的筛查由超声心动图完成，当心脏超声发现肺动脉压升高、右心室肥大、肺动脉增宽时，可考虑合并肺动脉高压，根据患者的临床症状和压力值进一步决定是否需行右心导管检查和靶向药物治疗。

（陈静远）

## 29. 常见合并肺动脉高压的结缔组织疾病有哪些？

常见合并肺动脉高压的结缔组织疾病有：①系统性硬化病（systemic sclerosis，SSc）。6%~60%的SSc患者并发肺动脉高压，由于缺乏临床表现，SSc合并肺动脉高压容易被忽视。其中，30% SSc患者兼有肺动脉高压和间质性肺病，2年生存率仅40%，而无肺动脉高压者生存率为80%。②CREST综合征[包括：软组织钙化（calcinosis，C）、雷诺现象（raynaud，R）、食管功能障碍（esophageal dismotility，E）、指端硬化（sclerodactyly，S）、毛细血管扩张（telangiectasis，T）]。CREST综合征是结缔组织疾病合并肺动脉高压发生率最高的疾病，可达60%左右。③系统性红斑狼疮。系统性红斑狼疮患者中，25%~30%伴急性狼疮性肺炎，一般由循环免疫复合物、肺出血、水肿、肺泡间隔炎性细胞浸润、毛细血管炎等引起。急性狼疮性肺炎在急性期一般可康复，但会遗留严重的肺间质改变。此外，25.8%的系统性红斑狼疮患者伴慢性弥漫性间质性肺炎。其他，如系统性红斑狼疮伴发的心衰、肾炎以及长期药物治疗的不良反应，也可导致肺间质性病变。此外，有14%系统性红斑狼疮患者直接伴发肺动脉高压，这主要是由于抗磷脂抗体综合征（antiphospholipid antibody syndrome, APS）、肺小动脉炎等引起。④类风湿关节炎。类风湿关节炎随着病程、年龄增加，其肺间质纤维化发生率增加，约50%的患者可出现弥漫性间质肺纤维化；另外，类风湿关节炎所致循环免疫复合物沉积于肺血管，导致血管痉挛、重塑、血栓等，均可增加肺血管阻力和低氧血症。⑤原发性干燥综合征。原发性干燥综合征（primary Sjogren's syndrome, pSS）是以口干、眼干、皮肤干燥为临床表现的临床综合征，但有4%～15%患者并发弥漫性肺间质纤维化，进而入住呼吸科，需要我们警惕肺动脉高压发生。⑥皮肌炎、多发性肌炎。皮肌炎及多发性肌炎（dermatomyositis/polymyositis, DM/PM）患者中，有5%～90%发生肺间质纤维化。肺间质纤维化是皮肌炎诊断的标准之一，也是皮肌炎患者死亡的主要原因之一。⑦此外还有白塞病（Behcet disease）、大动脉炎（Takayasu）等多种结缔组织疾病可合并肺动脉高压。临床研究表明，结缔组织疾病合并肺动脉高压患者的生存率远远低于单纯结缔组织疾病的患者。可见，风湿免疫性疾病需要及时、常规筛查肺动脉高压。

（陈静远）

## 30. 艾滋病如何引起肺动脉高压？

艾滋病患者所出现的肺动脉高压属于肺动脉高压分类中的

第一类，其发病率较普通人群高，一项研究对 3349 例艾滋病感染患者进行了 5.5 年的观察，发现其肺动脉高压的累积发病率高达 0.57%，年发病率高达 0.1%，而普通人群中特发性肺动脉高压的年发病率仅为(1~2)/1000000，因此艾滋感染后肺动脉高压的相对危险度至少增加了 600 倍。HIV 感染所致肺动脉高压的确切机制目前还不清楚，其可能的原因包括：①艾滋病病毒的直接作用，艾滋病病毒在自己"繁衍"的时候，会产生一系列对身体有害的蛋白，如 gp120 等，这些蛋白可以损伤艾滋病患者血管，导致肺动脉高压；②慢性缺氧的长期刺激，艾滋感染者常常伴有慢性缺氧，可刺激肺的相关受体，导致支气管痉挛，从而出现肺动脉高压；③患者本身的生物学特性，也就是我们所说的遗传因素，在艾滋病患者中，其生物学特性对形成肺动脉高压的易感性有着重要影响，我们已经知道的有 BMPR2 基因和主要组织相容性复合物人类白细胞抗体 II 类等位基因型。

(罗俊)

## 31. 为什么肝硬化会引起肺动脉高压？

肝脏在人体内就像一个污水处理厂，正常情况下，肠道及部分脏器的血液经门静脉流经肝脏，肝脏将血液解毒后再流回右心，右心再将其泵入肺。当各种原因引起肝硬化，门静脉压力便增高(如同河道下游阻塞后，上游水流越积越多，压力逐渐增高一样)，部分血液绕过肝脏(通过侧支循环通路)进入肺，肝外血管扩张可导致循环高动力状态。循环高动力状态引起肺血流量增加，肺血管壁剪切力增大，肺血管收缩，肺血管内皮细胞及平滑肌细胞增生，最终致肺血管重塑，阻力增加，形成肺动脉高压。另外，门静脉压力增高导致肠壁与部分脏器血液回流受阻，内脏容量超负荷及肠壁充血，致内毒素异位、血管活性因子（5-羟色胺、血管活性肠肽等）释放入血，这些物质入肺可导致肺动脉内皮损伤和肺血管增殖，继而引起肺动脉高压，也可进一步加重循环高动力状态。研究发现前列环素、血栓素、一氧化氮、内皮素、白介素等的失衡对肺血管收缩及重塑起着重要作用，这些活性介质的失衡可引起平滑肌细胞增生，血管腔狭窄，血管阻力增加，引起肺动脉高压。其他如遗传因素、免疫因素、性别等可能不同程度地参与到肺动脉高压的形成中。

（李源昌　葛良清）

## 32. 为什么"左向右分流"先天性心脏病会引起肺动脉高压？

正常人的血流方向是：上下腔静脉→右心房→右心室→肺动脉→肺静脉→左心房→左心室→主动脉→全身组织。然而，先天性心脏病患者在心脏内部（如房间隔缺损和室间隔缺损）或者心脏外血管（动脉导管未闭）存在异常通道。因为左心系统的压力通常较右心系统压力高，所以血液经异常通道从左心进入右心系统，即左向右分流导致肺循环血量增加。目前的观点认为先天性心脏病导致的肺动脉高压主要与两个因素有关，第一个因素是肺循环血流量增加，第二个因素是左心系统的高压力传导至肺动脉，这两个因素都可以损伤肺动脉的内皮细胞，并且第二个因素可能更加重要。为什么这么说呢？临床研究发现，房间隔缺损要发展为肺动脉高压通常需要 30~40 年，并且发生率为 10%~20%；但是室间隔缺损发展为肺动脉高压最短只需要 2 年，发生率为 50%~80%。虽然房间隔缺损和室间隔缺损都存在左向右分流，引起肺循环血量增加，但是最终发展成肺动脉高压的时间相差为什么这么大。因为房间隔缺损中左心房的压力与右心房压力相差很小，不足以损伤肺动脉内皮细胞。但是左心室的压力非常高，是右心室压力 4~6 倍，通常认为等于体循环压力（90~140 mmHg），因此肺动脉压也会明显增高，损伤肺动脉内皮细胞，导致肺血管内皮细胞增殖和凋亡紊乱，引起肺血管重构（类似树皮损伤后长疙瘩），最终导致肺血管阻力增加，形成肺动脉高压。动脉导管未闭与室间隔缺损导致的肺动脉高压相似。以上过程可以简单总结为：左向右分流→肺血流量和肺动脉压增加→肺血管内皮损伤和血管重构→肺血管阻力升高→肺动脉高压。

（陈文杰）

## 33. 心脏缺损很小，为什么也会引起肺动脉高压？

在第 32 个问题中我们阐述了为什么左向右分流的先天性心脏病会出现肺动脉高压，血容量的增加和/或血流剪切力的增加是一个很重要的致病因素，但是，当肺血管本身细胞内出现基因改变或者药物、毒物以及其他尚未明确的原因等情况出现时同样可导致肺血管的增殖、重构，从而导致肺动脉高压。就像肺癌，吸烟是很重要的一个致病因素，但是很多人不吸烟，同样也患有肺癌，那么环境污染、饮食、生活习惯或者遗传等都有可能是潜在致病因素。因此，先天性心脏病患者如果缺损很小（房间隔缺损<20 mm，室间隔缺损<10 mm），如果也合并有重度的肺动脉高压，就需要明确是不是合并有其他疾病或其他因素导致的肺动脉高压，如果上述情况均不存在，也需要考虑是否合并现在尚不能明确原因的特发性肺动脉高压。但是对于缺损很小的先天性心脏病患者合并轻、中度肺动脉高压，能行封堵术最好，如果术后仍有肺动脉高压且进行性进展，就需要考虑合并有上述原因的可能了。

（陈文杰）

## 34. 先天性心脏病手术治疗后还会发生肺动脉高压吗？

我们在第 32 个问题中阐述了"左向右分流"的先天性心脏病导致肺动脉高压的机制，很多病友有这样的疑问——"先天性心脏病手术治疗后还会发生肺动脉高压吗？"2022 年欧洲心脏病学会肺动脉高压指南，将先天性心脏病所致肺动脉高压分为四小类，即艾森门格综合征、持续性体-肺分流相关肺动脉高压、肺动脉高压合并小缺损（小缺损指彩超评估室间隔缺损<1 cm，房间隔缺损<2 cm）/合并缺损、缺损修复后肺动脉高压，因此，先天性心脏病手术治疗后，仍有可能发生肺动脉高压。

缺损修复后肺动脉高压指手术纠正先天性心脏病后肺动脉高压依然持续存在，或者在缺乏明显术后血流动力学病变的情况下于术后数月或数年复发、进展。目前，先天性心脏病患者修补的标准并不统一，2022 年欧洲心脏学会肺动脉高压指南中推荐肺循环血量($Q_p$)/体循环血量($Q_s$)>1.5，同时肺血管阻力<5 Woods 可进行手术，但值得注意的是此标准下手术治疗的患者仍有约 3% 发生术后肺动脉高压，且预后明显劣于其他三种类型的先天性心脏病所致肺动脉高压(pulmonary artery hypertension - congenital heart disease，PAH-CHD)。目前术后肺动脉高压的发生机制不明，这可能与患者遗传易感性及肺血管功能障碍有关。值得注意的是，术后肺动脉高压的发生时间在术后数天至数十年不等，而当前先天性心脏病手术效果的评价多局限在短期观察，因此对 PAH-CHD 患者手术后应进行密切随访观察，发现异常情况及早处理。

（朱腾腾　葛良清）

## 35. 什么是"艾森门格综合征"？它的表现是什么？

艾森门格综合征(Eisenmenger Syndrome)是先天性心脏病所致肺动脉高压最严重的阶段。该阶段的病理生理特征是肺血管重构，肺血管阻力和肺动脉压明显升高，出现右向左分流或者双向分流。导致艾森门格综合征常见的先天性心脏病包括房间隔缺损、室间隔缺损和动脉导管未闭，其中室间隔缺损是最多见的，占比约 42%。先天性心脏病患者一旦发展为艾森门格综合征，患者的临床症状会加重，运动能力和生活质量降低，死亡风险增加。大多数患者存在以下一种或多种症状：①心排血量减少引起的劳力性呼吸困难、疲乏无力和晕厥；②红细胞增多和血液黏滞导致的头痛、头晕和视觉障碍；③心力衰竭导致的食欲减退等。最明显的临床体征是嘴唇和指甲发绀发紫，长期缺氧后可导致杵状指（趾）。需要注意的是，动脉导管未闭患者发展为艾森门格综合征之后会出现差异性发绀，即上肢血氧饱和度正常，而下肢血氧饱和度明显降低，因此这类患者应该测量下肢血氧饱和度明确有无艾森门格综合征。长期吸氧可能改善患者上述症状和体征，因此我们建议艾森门格综合征患者可以进行家庭氧疗改善生活质量。

（陈文杰）

## 36. 为什么先天性心脏病缺损可以导致肺动脉高压，而肺动脉高压晚期却说缺损是患者的救命通道？

先天性心脏病所致肺动脉高压（PAH-CHD）是我国最常见的肺动脉高压类型，先天性心脏病患者早期由于体-肺循环间压力的差异，大量左向右分流增加了肺循环血量，导致肺动脉压升高，此时肺动脉的病理改变（如内膜增生、纤维化及中膜的增厚）多可逆，肺血管阻力仅轻度升高或者正常，升高的肺动脉压主要由肺循环血量增多引起，此时纠正心脏缺损（终止异常分流）后肺动脉压和肺血管病变多可恢复正常。

对于部分未及时纠正心脏缺损的患者，长期异常增多的肺循环血量使肺动脉发生丛样损害、坏死性动脉炎、肺小动脉或微动脉阻塞等不可逆性病理变化，患者肺血管阻力（pulmonary vascular resistance，PVR）进行性显著升高，当升高的 PVR 导致肺动脉压达到甚至超过主动脉水平，患者左向右分流明显减少、出现双向甚至逆向分流，患者可表现出缺氧、红细胞增多症、视物模糊、中风等并发症，此时患者已丧失手术机会。若手术修补缺损，由于右向左的分流减少，造成肺动脉压急剧上升、左心排量明显降低，患者容易发生急性心衰甚至死亡，因此晚期的心脏缺损可作为"减压阀"成为肺动脉高压患者的救命通道。

（朱腾腾　葛良清）

## 37. 为什么有些大缺损先天性心脏病没有发展为肺动脉高压，而一些小缺损先天性心脏病却有肺动脉高压？

先天性心脏病中，大缺损和小缺损所导致的肺动脉高压差异，可能与多种因素有关。

（1）血流量的影响：大缺损先天性心脏病通常会导致左右心腔间的大量血液分流，这意味着在很早的时候就会出现肺血流量的改变，逐渐导致肺动脉血管的扩张和肺动脉高压。而一些小缺损可能在血流量上对肺血管系统的影响不那么明显，通常不会引发肺动脉高压。

（2）血管反应性的不同：有些人的肺血管对高血流量的适应能力更好，能够承受更高的血流量而不会导致肺动脉高压。然而，另一些人的肺血管对血压的变化更为敏感，即使是相对较小的血流量和压力增加，也可能导致肺动脉高压。

（3）病变进展速度的差异：一些先天性心脏病患者的进展速度可能比其他患者更慢，导致发展为肺动脉高压的时间更长，或者在发展的过程中机体出现了相应的调节和适应机制。一些病例可能在相对较短的时间内出现了肺动脉高压的病理改变。

(4)遗传和个体差异：个体对于先天性心脏病的反应和适应能力可能存在差异，这可能涉及遗传因素、生理状态和个体免疫系统的差异等。对于小缺损合并肺动脉高压的患者，通常认为肺血管病变与缺损关系不大，二者可能同时存在。

因此，先天性心脏病发展并进展至肺动脉高压可能受到多种因素的影响，包括病变的类型和严重程度、血流动力学的改变、个体的生理和遗传因素等。

（陈文杰）

## 38. 血吸虫病如何引起肺动脉高压？

血吸虫病是全球范围内常见的流行性疾病，血吸虫病患者中肺动脉高压的发生率较普通人群高。不同亚群的血吸虫病中肺动脉高压的发病率目前仍未完全确定，某些研究表明在肝脾血吸虫病患者中肺动脉高压的发生率为 20%~30%。目前关于血吸虫病相关肺动脉高压的发病机制尚不完全明确，可能包括以下方面的原因：①血吸虫虫卵在肝静脉内沉积引起阻塞及一系列的炎症反应，形成肉芽肿及肝纤维化，从而导致门静脉高压。门静脉高压触发循环高动力状态，损伤肺血管，引起肺血管重塑，最终导致肺动脉高压。另外，门静脉高压使侧支循环开放，便于虫卵向肺内迁移，引起炎症反应。②血吸虫虫卵随血液循环沉积在肺血管内造成慢性血栓，但目前认为这种机械阻塞并不是造成肺动脉高压的主导原因，$CD4^+T$ 细胞介导的血吸虫虫卵肉芽肿(巨噬细胞及其衍生细胞的聚集)和慢性炎症反应才是重要因素。③长期肺血管炎症可导致动脉中膜厚度增加、血栓形成、血管周围炎、内皮细胞局灶性增生等病理改变，从而形成肺动脉高压。这些病理改变同特发性肺动脉高压是十分类似的，因此目前把血吸虫相关肺动脉高压归为第一类肺动脉高压(PAH)。引起肺血管重塑的确切病因仍不清楚，肉芽肿内释放的细胞因子可能参与其中，我们已发现的包括 TGF-β、IL-13、RELM-α、IL-4 等。

(李源昌　葛良清)

## 39. 肺静脉闭塞症/肺毛细血管瘤是什么疾病?

　　肺静脉闭塞症(pulmonary veno-occlusive disease，PVOD)/肺毛细血管瘤(pulmonary capillary hemangiomatosis，PCH) 是一类罕见的、主要累及肺静脉系统的肺血管疾病，是引起肺动脉高压的病因之一。2018 年世界肺动脉高压大会将 PVOD/PCH 归类为第一类肺动脉高压中的一小类。其组织病理学特点除有肺小动脉重构外，肺小静脉亦发生广泛狭窄或闭塞病变，肺毛细血管往往合并扩张性改变或增殖样改变。西方国家普通人群中 PVOD/PCH 的发病率为(0.1~0.2)/1000000，但由于诊断困难，实际发病率可能被低估。

　　目前 PVOD/PCH 的病因尚不明确，研究发现与多种危险因素有关，如烟草暴露、HIV 感染、自身免疫性疾病、结缔组织疾病、药物/毒物(如丝裂霉素、环磷酰胺、三氯乙烯)等。

另外，PVOD/PCH 表现出一定的家族聚集现象，家族性
PVOD/PCH 的发生与 *EIF2AK4* 等位基因突变有关。目前观点认
为，PVOD 和 PCH 为常染色体隐性遗传病，主要由 *EIF2AK4* 基因
突变引起。几乎全部的遗传性 PVOD/PCH 患者及 9%~25% 的散
发患者均携带 *EIF2AK4* 基因的纯合突变或复合杂合突变。对于
临床疑似 PVOD/PCH 者，推荐进行遗传学检测。如检测到
*EIF2AK4* 双等位基因突变，可从分子水平确诊 PVOD/PCH。由于
PVOD/PCH 为常染色体隐性遗传病，需用 Sanger 一代测序在患
者父母中检测致病突变，以确认遗传模式。

PVOD/PCH 的临床表现与特发性肺动脉高压相似，主要
表现为进行性加重的劳力性呼吸困难及活动耐力下降，可伴有胸
痛、咳嗽、晕厥、咯血、杵状指及胸腔积液；随着病情进展可出现
右心衰竭相关症状及体征，如食欲缺乏、恶心、呕吐、腹胀、胸腔
积液、腹腔积液、双下肢水肿等。

（熊贤良　葛良清）

## 40. 为什么高血压患者也会出现肺动脉高压？

我们应该知道，高血压和肺动脉高压是两个不同的疾病，但
部分高血压患者会出现肺动脉高压，在我们对肺动脉高压的病因
分类中，这属于第二类——左心疾病所致肺动脉高压。我们先回
顾一下心脏血液的流动顺序：心脏右心室将血液通过肺动脉送往
肺部，在肺部进行气体交换，流出来的是含氧非常丰富的动脉
血，然后经过肺静脉流入左心房，再到左心室，最后左心室通过

主动脉将血液送往全身各个器官。而高血压导致肺动脉高压的原因包括：①高血压久病患者，血管壁会出现类似于自来水水管的现象，即管壁的弹性减弱并出现硬化，此时，左心室负责将心脏的血液送往全身各个器官时就需要花费更大的力气，这大大加重了心脏的负担，时间一长心脏就受不了了，因此导致心肌肥厚，从而限制左心室舒张，使得舒张期左心室压力增高。同时左心房也需要花更大的力气把血液送入左心室，因此增加了阻力，从而导致左心房腔内压力升高，内径扩大。由于压力是被动传导的，左心房腔内压力升高使得肺静脉的血液到左心房受阻，最终导致肺血管阻力增加，肺动脉压升高。②高血压可伴全身或局部的体液因素改变，如血浆中儿茶酚胺和血管紧张素水平增高，这些存在于血液里面的微小物质，相当于水里面的一些看不见的小颗粒，具有收缩血管的作用，它们"跑到"肺血管，导致肺动脉收缩，也是肺动脉压升高的原因。因此，高血压患者应积极控制血压，既要防治高血压并发症，又要防止出现肺动脉高压。

（罗俊）

## 41. 哪些呼吸系统疾病能引起肺动脉高压？

任何可导致机体慢性缺氧的呼吸系统疾病均可导致肺动脉高压，如阻塞性气道疾病、肺实质疾病、肺间质疾病、肺结核感染、纤维性纵隔炎、胸廓畸形和神经肌肉病变等。

（1）阻塞性气道疾病：慢性阻塞性肺疾病（chronic obstructive pulmonary disease，COPD）是导致肺高血压和肺源性心脏病最常见的原因。头颈部、呼吸道或纵隔部位的原发性恶性肿瘤或转移瘤多数可引起气道的梗阻，长期可致慢性缺氧，但肿瘤相关肺高血压的病理特点不仅为慢性缺氧，肿瘤所致的炎性改变也是重要因素之一。

（2）肺实质疾病：肺实质疾病主要是指肺泡疾病，如肺水肿、急性呼吸窘迫综合征常并发肺高血压。此类肺高血压往往随着病情的控制而下降，一般无须针对肺高血压进行特殊治疗。

（3）肺间质疾病：如间质性肺疾病、结节病、尘肺等导致呼吸膜增厚，弥散功能障碍产生低氧血症，同时低氧导致的炎症累及肺小动脉，使肺血管阻力增加从而形成肺动脉高压。

（4）肺血管病变：肺血栓栓塞症是肺血管病变产生肺动脉高压最常见的原因，包括相对罕见的毛细血管瘤、肺静脉闭塞症等。此外，尚有全身疾病的肺血管损害，如胶原血管病、大动脉炎等。

（5）神经肌肉疾病：呼吸控制异常和胸廓疾病的共同病理生理特点是肺泡通气不足，可导致低氧血症和高碳酸血症，且常并发呼吸道反复感染，使肺小动脉出现器质性和功能性改变，从而引起肺动脉高压。如胸廓畸形、吉兰-巴雷综合征、麻痹性脊髓灰质炎等神经肌肉疾病。

（6）肺结核：肺组织长期、慢性被结核病原体侵蚀后，会出现肺通气与血流比例失衡，逐渐导致机体慢性缺氧，从而引起肺动脉高压。

（7）纤维性纵隔炎：多种原因引起的纵隔淋巴结肿大会压迫肺血管，导致血管狭窄、闭塞等，进而引起肺动脉高压。常见于风沙侵蚀地区，可能也与粉尘暴露存在职业相关性。

（李远）

## 42. 肺部疾病引起的肺动脉高压有何特点?

肺动脉高压的病因较为复杂,其中肺部疾病继发的肺动脉高压一直是呼吸科医生研究的重点之一。这些疾病多见于慢性阻塞性肺疾病、支气管哮喘、支气管扩张、慢性肺血栓栓塞症以及肺间质纤维化等呼吸系统病变。肺部疾病引起的肺动脉高压在早期可无自觉症状或仅出现原发疾病的症状。若原发性肺部疾病引起肺动脉压逐渐升高,将会诱发患者出现一些非特异性症状,如一般体力劳动后出现呼吸急促、全身无力、食欲不佳等。在肺部发生急性感染时,上述症状会加重,部分肺动脉高压患者常以急性肺炎或慢性阻塞性肺疾病急性发作入院。查体时可发现肺动脉瓣区心音亢进,心脏向左扩大。胸部 X 线片(胸片)可见肺动脉扩张、肺动脉段突出和周围肺纹理减少。超声心动图提示右心室肥厚、右心室流出道内径 ≥ 30 mm、右心室内径 ≥ 30 mm,有时扩大的右心室挤压室间隔使左心室呈 D 字形。心电图检查提示有右心室肥大;当有慢性血栓栓塞性肺动脉高压时,心电图表现复杂多样,最典型为 $S_I Q_{III} T_{III}$。血常规示红细胞及血红蛋白升高;合并感染时,白细胞总数增多、中性粒细胞增加。但是大多数肺动脉高压患者缺乏有特点的症状,即缺乏不同于其他疾病的特异表现,这给肺动脉高压的早期发现及诊断带来了困难。随着肺部原发疾病的发展,肺动脉高压的持续升高可能会诱发右心心力衰竭,表现为口唇发绀、轻微活动后即可出现气促、下肢水肿、心动过速、食欲不佳、腹胀以及皮肤潮红、多汗。行血气分析可发现低氧血症或合并高碳酸血症。所以，当早期怀疑肺动脉高压时就应该完善相关检查，尤其是通过右心导管检查术来明确肺动脉高压诊断。

（李远）

## 43. 为什么高原病会引起肺动脉高压？

我们常常见到一个自然现象：夏天，鱼儿会浮到水面来呼吸，有些甚至发生死亡。这与夏天温度高，特别是在即将下雨时气压降低，导致溶解在水中的氧气减少，无法满足鱼儿的日常需要有关。同样地，对人类而言，由于高海拔的地区气压低、空气稀薄，形成了一个相对低氧的环境，当我们从平原进入海拔3000 m以上的高原时，或从低海拔地区进入海拔更高的地区时，部分人会不适应这种低氧环境，进而出现各种症状（如头痛、头昏、恶心、呕吐、心慌、胸闷、失眠、嗜睡、腹胀、手脚发麻等），我们将其称为高原病。而返回低海拔地区后，这些令我们不舒服的症状会迅速消失，此为高原病的特点。正常情况下，人体所需要的氧气自外界进入血液可以分为两个过程：①氧气由体外进入肺泡内（肺通气），这个过程取决于大气与肺泡内的氧分压差；②氧气从肺泡进入血液中（肺换气），而这个过程的换气动力来自肺泡与毛细血管中的氧分压差。因此整个氧气的运送取决于不同部位之间的氧分压差，氧分压差越大，氧气输送到人体的效率越高。在高原地区，空气稀薄，气压较低，大气压与肺泡中氧分压之差随着海拔高度的增加而缩小，这直接影响肺泡内空气与大气之间的气体交换，导致肺泡内氧气含量不足，肺泡内氧分压下降，进而造成肺换气过程受阻。这致使肺动脉内的血液无法获得充足的氧气，从而导致机体供氧不足，产生缺氧。对于初登高原者，肺泡内低氧将会诱发肺动脉的一些病理生理改变（收缩以及肺血管动脉肌化、动脉中膜增厚），这些改变会导致肺动脉压急剧升高，并往往可逆。久居高原者可以对低氧环境产生耐受，但也有部分久居高原者因慢性缺氧，发生肺动脉重构等不可逆的病理改变。所以对于急性初发的高原性肺动脉高压，最有效和可靠的治疗是立即脱离高原环境，休息及吸氧（维持动脉氧饱和度在90%以上）；而对于慢性、久居高原且存在高原性肺动脉高压的患者，其肺血管已经产生重构现象，应前往专业的肺血管疾病中心进行诊治。

（李远）

## 44. "另类打鼾"为什么会引起肺动脉高压？

打鼾，也就是常说的夜间睡眠时打呼噜，是睡眠呼吸暂停综合征(sleep apnea syndrome, SAS)这一疾病的主要表现。普通打呼噜者的呼噜声均匀规律，一般在平卧位睡眠、劳累或饮酒后出现。"另类打鼾"是指呼噜声响亮而不规律，时断时续，声音忽高忽低，这常标志着气道狭窄加重，发生气道阻塞，从而引起呼吸暂停。睡眠呼吸障碍是以睡眠中发生异常呼吸事件为特征的一组呼吸系统疾病。其中，阻塞性睡眠呼吸暂停低通气综合征(obstructive sleep apnea hypopnea syndrome, OSAHS)、中枢性睡眠呼吸暂停低通气综合征等睡眠呼吸暂停综合征的研究已较为清楚，而其他的睡眠呼吸障碍疾病有待深入了解。

　　在一般人群中，OSAHS 几乎都是由上呼吸道的狭窄和阻塞引起的。阻塞性睡眠呼吸暂停低通气综合征患者的上气道狭窄及阻塞导致气道阻力增加。在患者清醒的时候，呼吸频率增加、呼吸肌收缩增强，可保证患者肺通气正常；但处于睡眠时，呼吸频率下降、呼吸肌收缩减弱，可使肺通气减少而引起反复发作的低氧，甚至部分患者还会并发高碳酸血症和酸中毒。

　　睡眠呼吸暂停是肺动脉高压的独立危险因素。最新的肺动脉高压分类将睡眠呼吸暂停引起的肺动脉高压归为第三类肺动脉高压，即肺部疾病/缺氧性肺动脉高压。统计数据显示，未合并其他心肺疾病的阻塞性睡眠呼吸暂停患者中，肺动脉高压患病率为 20%~40%。目前研究认为，睡眠呼吸暂停相关肺动脉高压的发生机制可能有以下几方面：①间歇性缺氧。夜间反复出现低氧血症刺激肺血管，引起调节血管收缩和舒张的物质比例失衡，导致肺动脉收缩。低氧的长期反复刺激可引起肺血管内皮功能障碍，进而出现肺血管动脉肌化、肺小动脉中膜增生肥厚等肺动脉重塑表现，继而增加肺循环阻力，导致肺动脉压升高，并最终导致肺动脉高压。②氧化应激与炎症反应。缺氧-复氧的过程中会产生大量活性氧（reactive oxygen species，ROS）。ROS 具有高度化学活性，能对细胞产生各种毒性作用，包括促进 ATP 消耗、钙稳态改变、脂质过氧化、蛋白质氧化或硝基化、DNA 突变或损伤，甚至导致细胞凋亡和坏死。这一过程可导致血管内皮功能障碍及结构损伤，使内皮细胞释放的舒血管因子减少，缩血管因子增加，从而打破血管平衡状态。也有研究认为氧化应激反应中的某些细胞因子可以引起肺动脉平滑肌细胞增殖，参与肺动脉重塑。③胸腔负压增加。OSAHS 患者睡眠中出现呼吸暂停时，为了抵抗上气道阻塞，患者会用力吸气，从而产生巨大的胸腔负压。胸腔负压增加引起静脉回流量增加，导致右心室前负荷及肺动脉血流量增加，进而出现肺动脉高压。④睡眠呼吸暂停患者夜间反复出现呼吸暂停或低通气，引起交感神经过度兴奋，肾素-血管紧张素-醛固酮系统被激活，导致醛固酮的生成增加。醛固酮不仅增加心脏的前后负荷，而且可减少一氧化氮的释放，引起内皮功能障碍，促进肺动脉血管平滑肌的重塑，使肺动脉阻力增加，最终导致肺动脉高压。⑤微血栓形成。睡眠呼吸暂停患者长期慢性缺氧可导致继发性红细胞增多，血液黏稠度增加，血流速度减慢；同时缺氧可引起血管内皮细胞受损，进一步使纤维蛋白原沉积，形成微血栓，促进肺动脉高压形成。

（李远）

## 45. 如何判断自己有"睡眠呼吸暂停综合征"？

阻塞性睡眠呼吸暂停综合征（obstructive sleep apnea syndrome，OSAS）的主要临床表现有夜间睡眠打鼾伴呼吸暂停和白天嗜睡。呼吸暂停引起反复发作的夜间低氧和高碳酸血症，可导致肺动脉高压、冠心病等并发症，甚至出现夜间猝死。需要注意的是，打鼾不等于患有睡眠呼吸暂停综合征，只有在夜晚睡觉时呼吸暂停发生 30 次以上，或每小时发生 5 次以上，常有从睡眠中憋醒症状的患者可确诊为睡眠呼吸暂停综合征，但仍需与甲状腺功能减退等器质性疾病相鉴别。

阻塞性睡眠呼吸暂停综合征有以下临床表现：①打鼾。睡眠中打鼾是由空气通过口咽部时使软腭振动引起的。打鼾意味着气道有部分狭窄和阻塞，打鼾是 OSAS 的特征性表现。这种打鼾和单纯打鼾不同，其特点为音量大，十分响亮，鼾声不规则，时而间断。②睡眠反复憋醒、睡眠不宁、诱发癫痫。大多数同室或同床睡眠者可发现患者有呼吸暂停，呼吸暂停多随着喘气、憋醒或响亮的鼾声而中止，甚至可发现患者有明显的胸腹矛盾呼吸运动。③睡不解乏、白天困倦、嗜睡，常无法控制。开会时可入睡，工作时可入睡，相互交谈时可入睡，甚至骑自行车、行走时可因入睡而摔倒。④睡醒后血压升高。⑤睡眠浅，睡醒后头痛，隐痛多见，不剧烈。⑥夜间睡眠中出现心绞痛、心律失常。患者常在睡眠中出现抽搐或突然坐起，大汗淋漓，感觉心慌、胸闷或心前区不适，有濒死感。⑦夜间睡眠时遗尿，夜尿增多。⑧记忆力减退、反应迟钝、工作学习能力降低。⑨脾气大，心情烦躁。⑩性功能障碍、性欲减退。⑪老年痴呆。⑫部分患者还有口腔颌面部症状，如下颌后缩、下颌后移、下颌畸形、颈围粗以及开口困难等。因此，如有上述表现，应及时到相关专科门诊(呼吸科、耳鼻喉科)就诊，并在医生及专业人员的指导下行多导睡眠图等相关检查。

(李远)

## 46. 引起肺动脉狭窄的常见原因有哪些？

肺动脉狭窄是一种主要影响肺动脉的心血管疾病，通常见于以下几种原因：①先天性畸形。某些个体可能出生时就存在肺动脉狭窄，这可能是在胎儿发育过程中肺动脉发育异常导致的先天性问题。②栓塞或血栓形成。血栓或栓塞物质堵塞肺动脉，可能是由于血液凝结的情况，肺动脉狭窄是其结果。③肺栓塞。当血栓或其他物质阻塞肺动脉时，可能导致血液流通受阻，引起肺动脉狭窄。④慢性肺动脉高压。慢性肺动脉高压可能导致血管壁增厚，这会导致肺动脉狭窄，使血液流动受到限制。⑤结缔组织疾病。一些结缔组织疾病，如系统性红斑狼疮、硬皮病等，可能影响肺血管，引起肺动脉狭窄。⑥动脉硬化。动脉硬化（动脉壁的厚度增加和硬化）也可能影响肺动脉，导致狭窄。⑦感染或炎症。肺动脉狭窄有时可能是由感染或炎症引起的，如风湿热或其他自身免疫性疾病导致的肺动脉瓣膜或附近组织损害。⑧其他罕见原因。有一些其他原因，如肿瘤、血管瘤、外伤等，也可能导致肺动脉狭窄。⑨先天性心脏病。先天性心脏病中可能包括一些影响心脏结构和血液流动的疾病，如室间隔缺损、房间隔缺损、动脉导管未闭等，这些情况可能会引起血流受阻，导致肺动脉狭窄。⑩外伤。某些情况下，外伤可能导致肺动脉瓣膜或血管受损，进而引发狭窄。

肺动脉狭窄可能会导致血液流经肺动脉受阻，从而增加心脏负担并影响身体的供氧能力。治疗方法通常包括药物治疗和可能的手术干预，具体治疗方法会根据患者的病情而定。如果怀疑自己患有肺动脉狭窄或有相关症状，建议及时就医，以进一步寻求评估和治疗建议。

（陈雨思）

## 47. 慢性血栓栓塞性肺动脉高压是如何形成的？临床表现有哪些？如何诊断？

慢性血栓栓塞性肺动脉高压（pulmonary hypertension due to chronic thrombotic and/or embolic disease，CTEPH）属于第四大类肺动脉高压，是急性肺栓塞或肺动脉原位血栓形成的长期后果。多种原因导致肺血栓未能溶解，通过机化、纤维化而一直存在。血栓栓塞和肺血管重塑共同作用，形成慢性血栓栓塞性肺动脉高压。①血栓栓塞：小肺动脉被血栓（可能来自下肢静脉，也可能是管壁自身长血栓）堵塞后，可导致肺动脉分支狭窄甚至完全闭塞。这种栓子的机械阻塞作用直接引起肺动脉压增高。这与河流被堵塞或变狭窄后，堵塞或狭窄处上游的水位会增高的道理相似。急性肺栓塞或肺动脉原位血栓形成后，早期的诊断和规范化治疗可治愈大部分患者。然而，若种种原因（如凝血纤溶系统功能异常、未得到及时有效的诊治等）引起血栓未能溶解而持续存在，则会导致肺动脉血流动力学恢复不完全，即肺动脉压无法降至正常。此外，附壁的陈旧血栓对血管的长期慢性刺激，可引起肺动脉原位血栓形成，导致肺动脉阻力进一步增加。②肺血管重塑：长期肺血管壁压力增高、血栓及局部低氧微环境等因素，可致肺动脉血管内皮受损，进而引发肺动脉中膜肥厚、外膜增生，最终导致肺血管重塑，且血管重塑常累及并阻塞动脉的远端血管，使肺动脉压进一步增高。肺血管重塑过程中有许多血管活性物质的参与，如一氧化氮、前列环素、内皮素-1等，它们影响血管紧张性，促进血管重塑，最终导致慢性血栓栓塞性肺动脉高压。在这个过程中，参与CTEPH形成的各种危险因素主要包括：与患者病史有关的危险因素、异常的凝血和纤溶机制、炎症机制、遗传易感因素、血管生成。

慢性血栓栓塞性肺动脉高压最常见的症状是活动后呼吸困难，呈进行性加重，运动耐量下降。其他症状包括咯血、晕厥等。随着病情进展，可出现肺动脉高压和右心衰竭征象，如口唇发绀、颈静脉怒张、肺动脉瓣区第二心音亢进、下肢水肿，甚至出现胸腔和腹腔积液等。诊断标准如下：经过3个月以上规范抗凝治疗后，影像学证实肺动脉存在慢性血栓，静息状态下右心导管测得肺动脉平均压≥25 mmHg，且除外其他病变，如血管炎、肺动脉肉瘤、纤维性纵隔炎等。

因此诊断CTEPH需要根据患者病史、症状及体征变化进行初步怀疑，再以超声心动图初步评估肺动脉高压可能，如果高度疑似再以肺V/Q扫描初步筛查。V/Q扫描在诊断亚段以下肺动脉血栓栓塞中具有特殊意义，但任何引起肺血流或通气受损的因素均可造成局部通气与血流失调，单凭此项检查可能造成误诊。因此，患者仍需前往专业的肺血管诊治中心进一步检查评估。CT肺动脉造影（computed tomographic pulmonary angiography，CTPA）指的是在CT下行肺动脉造影检查，与V/Q扫描类似，但提供了更为清晰的肺血管影像学证据，能够明确血栓的形态及部位。然而

CTPA对远端血栓病变的分辨率不够，亚段或以远的血栓需要进一步评估。选择性的肺动脉造影（pulmonary angiography，PAG）是目前诊断肺栓塞的金标准。PAG通过多个方位（通常采取前后位及侧位投影）的影像投影可明确栓塞部位和可能存在的侧支循环，造影剂所能达到的部位比V/Q扫描、CTPA更深入。借助PAG可以评估CTEPH患者行内膜剥脱术的可能性，对于远端血管病变而不能行内膜剥脱术的患者，可以借助PAG评估肺动脉球囊扩张术的可能。

（陈雨思 李远）

## 48. 哪些疾病容易引起慢性血栓栓塞性肺动脉高压？如何预防？

①容易引起慢性血栓栓塞性肺动脉高压的疾病如下：慢性炎症性疾病包括炎症性肠病、骨髓炎、抗心磷脂抗体综合征，慢性静脉溃疡和留置静脉导管的慢性感染可能会增加慢性血栓栓塞性肺动脉高压发生的风险。②癌症史在慢性血栓栓塞性肺动脉高压患者中比其他类型的肺动脉高压患者更常见。众所周知，癌症会导致高凝血状态，增加血栓形成的风险。由于化疗，癌症患者普遍存在中性粒细胞减少的情况，据推测，癌症患者可能由于中性粒细胞减少而延迟对血栓的清除。③甲状腺功能紊乱或甲状腺激素替代治疗可能会增加慢性血栓栓塞性肺动脉高压发生的风险。甲状腺功能减退症可能造成高凝血状态，从而增加静脉血栓发生的风险。④合并脾脏切除史与慢性血栓栓塞性肺动脉

高压的发生有关,这可能是由于异常的红细胞不能被脾脏过滤,或反应性血小板的增加导致慢性栓塞的发生。⑤有肺栓塞病史者、灌注缺损较大的急性肺栓塞患者、特发性肺栓塞患者发生慢性血栓栓塞性肺动脉高压的风险显著增加。特别是下肢静脉曲张或长期卧床休息的患者容易发生深部静脉血栓形成,血栓脱落后可引起肺栓塞。各种心脏病患者(其中以风湿性心脏病最为常见)由于长期卧床以及静脉回流变慢等原因,也是慢性血栓栓塞性肺动脉高压的高发人群。

预防:患者应该积极治疗原发病,在使用可能造成血液高凝状态的药物时,应该定期筛查,以预防慢性血栓栓塞性肺动脉高压的发生。

(陈雨思　李远)

## 49. 纤维性纵隔炎如何引起肺动脉高压?

纤维性纵隔炎(fibroid mediastinitis)是一种罕见的疾病,也称为硬化性纵隔炎或纵隔纤维化,其特征是纤维组织在纵隔内过度增生,导致纵隔结构受到挤压和压迫,严重时可危及生命。

在西方国家,纤维性纵隔炎最常见的病因是组织胞浆菌感染,其他一些潜在的致病因素包括感染性疾病(如曲霉菌病、芽生菌病、毛霉菌病、隐球菌病、肺结核病等)、结节病、自身免疫性疾病(如 IgG4 相关疾病、贝赫切特综合征、类风湿关节炎、系统性红斑狼疮和霍奇金病等)以及放射治疗等。而在我国,结核杆菌感染很可能是纤维性纵隔炎最常见的病因。也有研究表明纤维性纵隔炎患者可能存在潜在的基因易感性。

这种情况可能引起多种症状，包括呼吸困难、咳嗽、胸痛以及偶尔可能引发肺动脉高压。肺动脉高压在纤维性纵隔炎中的发生可能是由于以下原因：①纵隔结构受压。纵隔内纤维组织的异常增生会压迫周围的结构，包括肺动脉和其他血管。肺动脉受到压迫、狭窄，最终导致肺动脉高压的发生。②阻塞和压迫。异常的纤维组织增生可能在纵隔内形成压力，阻塞了正常的血液循环，包括肺动脉、肺静脉，可能导致血流受阻和肺动脉高压。

（陈雨思）

## 50. 为什么溶血性贫血会引起肺动脉高压？

溶血性贫血是一类疾病，包括镰刀细胞贫血、地中海贫血、阵发性睡眠性血红蛋白尿症等。临床上我们发现溶血性贫血常引起肺动脉高压，这是什么原因呢？溶血性贫血形成肺动脉高压的机制十分复杂，主要包括以下几个方面。

(1)红细胞破坏释放的游离血红蛋白(红细胞内的一种蛋白质)可清除一氧化氮(一种血管扩张剂)，导致肺血管舒张功能受损，并促使活性氧生成增加，导致肺血管壁氧化受损(如同皮肤受到紫外线刺激后受损一样)。

(2)红细胞破坏可释放精氨酸酶(红细胞内的一种活性物质)，分解血液中的精氨酸，而精氨酸是合成一氧化氮的底物，这使得一氧化氮合成减少；精氨酸酶还可以改变精氨酸的代谢过程，导致脯氨酸的合成，其可促进肺血管平滑肌增殖和胶原合成，导致血管重构。

（3）脾脏在清除损伤和衰老红细胞中起着重要作用。溶血性贫血患者在脾切除后，血液中血小板活化因子水平增高，促进肺循环微血栓形成，未被清除的非正常红细胞黏附于毛细血管内皮，导致血管闭塞，加重肺动脉高压。

（4）溶血性贫血可导致局部肺泡缺氧，引起肺血管收缩和肺血管活性物质释放。反复肺泡缺氧后重新获得氧气供给可导致缺血再灌注损伤（就像我们饿了好几天后猛吃食物会损伤胃肠道一样），加重肺组织损伤，使肺血管张力发生改变，促使血管壁中层平滑肌细胞增生，最终导致肺血管壁增厚、重构。

红细胞破坏的过程中释放的活性物质可导致血小板活化、凝血酶形成，多种原因（如遗传性凝血功能缺损、内皮功能障碍）引起的血液高凝状态使血栓形成的风险增加，肺血管床（血流通畅的血管通道）减少，最终肺血管闭塞导致肺动脉高压的发生。

（李源昌　葛良清）

## 51. 为什么长期血液透析会引起肺动脉高压？

心血管疾病是导致终末期肾病患者死亡常见的并发症，其中肺动脉高压为新近认知的重要并发症之一，在血液透析患者中更为常见，其病情呈进行性发展且预后不良，最终可导致右心衰竭甚至死亡。目前终末期肾病患者肺动脉高压的发病机制还不清楚，但主要为肺血管阻力、心排血量和肺小动脉楔压之间的协同作用所致。血液透析患者其本身的激素及代谢紊乱可引起"尿毒症性血管病变",表现为内皮功能紊乱,进而引起肺血管收缩、重塑及血栓形成,使肺血管阻力增加,促进肺动脉高压的发展。此外,血液透析患者大多通过动静脉内瘘行肾脏替代治疗,肺循环无法适应动静脉内瘘介导的心排血量增加可能参与肺动脉高压的发展。并且血液透析患者通常存在心脏收缩及舒张功能障碍,升高的左心室充盈压被动逆传至肺循环,促进肺血管收缩和重塑,造成肺动脉压升高。因此,对于长期接受血液透析的患者,应定期行心脏彩超检查,以评估肺动脉压变化情况。

(盛斌 葛良清)

## 52. 什么是门脉性肺动脉高压? 它有什么特点?

门脉性肺动脉高压是门静脉高压合并肺血流增加或肺血管重构而引起的肺动脉高压,伴或不伴肝脏疾病。门静脉高压患者中,有1%~5%的患者存在肺动脉高压,而我国门静脉高压最常见的病因为肝硬化。门脉性肺动脉高压的症状及体征与其他类型的肺动脉高压相似,包括活动后呼吸困难、右心衰竭等,同时具有门静脉高压及原发,肝脏疾病的表现,如脾大、黄疸、肝掌、蜘蛛痣、腹腔积液、食管胃底静脉曲张等。

(罗小琴)

## 53. 左心疾病所致肺动脉高压就是肺动脉高压合并左心疾病吗？

答案是否定的。左心疾病是肺动脉高压最常见的病因，常包括射血分数降低或轻度降低的心力衰竭、射血分数保留的心力衰竭、左侧瓣膜性心脏病以及先天性或获得性心血管疾病导致的毛细血管后性肺动脉高压。左心疾病伴有肺动脉高压可明显加重病情，预后更差。左心疾病相关肺动脉高压的最大特点为存在左心疾病的临床证据，通常伴有许多左心疾病相关的征象，如肥胖、高血压、冠心病、左心扩大等，且呼吸困难常表现为端坐呼吸和夜间阵发性呼吸困难。通常结合临床表现、心电图、胸片、生物标志物和超声心动图的检查结果，可以初步诊断为左心疾病相关肺动脉高压。

(罗小琴)

## 54. 新型冠状病毒感染是否会引起肺动脉高压？

关于新型冠状病毒感染是否会引起肺动脉高压，已有研究显示，13.4%新型冠状病毒感染的患者合并肺动脉高压，其中21%的重症患者合并肺动脉高压，轻到中度患者仅有2%合并肺动脉高压。新型冠状病毒感染合并肺动脉高压时，需要转入重症监护病房治疗的风险、需要接受机械通气或体外膜肺支持疗法

(extracorporeal membrane oxygenation，ECMO)的风险和死亡风险均明显增加。新型冠状病毒感染后引起肺动脉高压的机制可能与下列因素相关(图5)。

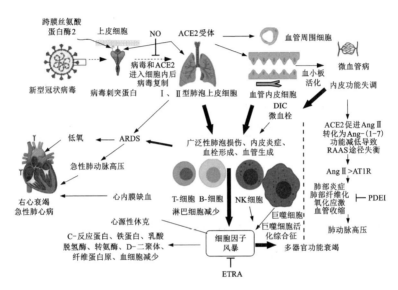

**图5　新型冠状病毒感染导致肺动脉高压的机制图**

（1）新型冠状病毒通过刺突蛋白与受体血管紧张素转换酶2(angiotensin-conrerting enzyme 2，ACE2)结合。ACE2 主要在肺泡上皮细胞和血管内皮细胞中表达。当病毒与 ACE2 结合后进入细胞内，可导致细胞膜上 ACE2 下调。ACE2 作为肾素-血管紧张素-醛固酮系统的生理性调节因子，通过促进血管紧张素Ⅱ的降解来减轻其内皮损害、血管收缩、促纤维化作用。因此，当 ACE2 下降时，血管紧张素Ⅱ水平升高，导致血管内皮损害、血管收缩等，促进肺动脉压升高。研究显示，血清中血管紧张素Ⅱ水平与新型冠状病毒感染患者体内病毒载量、肺部损伤程度呈线性关系。

（2）新型冠状病毒感染时多种机制导致肺部血管内皮损害，从而引起通气与血流的比例失衡、缺氧、血管收缩，这些因素均可促进肺动脉压升高。

（3）新型冠状病毒感染可能引发细胞因子风暴，导致全身性炎症反应及血管内皮细胞损害。这些改变可引起血液高凝状态和血管内血栓形成，增加肺血管阻力；广泛血管内皮功能损害导致弥散性微血管病和微血栓形成，进一步加重肺通气与血流的比例失衡，使肺内右向左分流增加，加重缺氧，从而促进肺血管收缩和重构。

（4）新型冠状病毒感染引起的急性呼吸窘迫综合征及继发肺纤维化均可加重缺氧，导致肺血管收缩和重构。

上述因素均可导致肺血管压力和阻力升高，最终引起右心室后负荷增加、右心功能衰竭。

（肖云彬）

## 55. 目前有关肺动脉高压治疗的临床试验值得参加吗？如何参加？

参加临床试验并不意味着是当"小白鼠"。临床药物试验通常分 1~4 期：第 1 期是观察患者对药物的耐受情况，以及药物进入人体后是怎样代谢的；第 2 期是指药物治疗的初步疗效评估阶段；第 3 期是药物治疗的确认阶段。通常需完成了 1~3 期临床试验后，该药物才能正式获得批准上市。肺动脉高压患者一般参加的是 3 期临床试验，这样的试验通常会把患者随机分入新药组和老药组/安慰剂组，比较两组疗效。那么，患者忧虑的问题常常为：我被分到了老药组/安慰剂组怎么办？新药是否安全有效？首先，无论被分到新药组或者老药组，临床试验的治疗方案都是肺动脉高压领域国际上最标准、首选的治疗方法。其次，临床试验在实施过程中会有各种疗效评估，一旦发现疗效不佳或者不良反应过大，那么该试验会被立刻终止纳入患者。即使被分到了老药组也不用沮丧，通常药物公司会给参加临床试验的患者在试验结束后至获得上市批准前免费赠药。另外，如果试验采取的是交叉设计，在试验的后半段时间，用新药的患者会和没有用新药的患者治疗方案交换，也就是说，在试验的前半段没有用新药，后半段也是可以用到新药的。最后，临床试验的一大益处在于，治疗的药物免费，并且能够免费做相关检查，因为肺动脉高压的药物为孤儿药，药品价格相对昂贵，无论从经济上还是从疗效上考虑，参加临床试验都是患者战胜肺动脉高压的明智之举。

那么，如何参加临床研究呢？目前临床研究在国内很多肺动脉高压中心/医院都会有，患者如果有意愿参加的话，可以咨询所在地区的肺动脉高压中心/医院，这样可以获取正在进行的最新临床研究信息。

（宋洁）

## 56. 特发性肺动脉高压患者遗体捐献或者器官捐献是否对医学有用？

特发性肺动脉高压是一种罕见疾病，既往对其病理机制的研究很大一部分来自去世患者的尸检。如果没有他们的贡献，就不会有现今对这个疾病的不断认识，更不会有新的肺动脉高压靶向药物的研发。如今患者在治疗中获益的背后，也有遗体捐献及器官捐献者们的伟大贡献。因此，患者遗体捐献或器官捐助无疑是一种应大力提倡的高尚行为，对社会和医学的发展有巨大帮助。

（宋洁）

## 57. 儿童肺动脉高压的常见病因有哪些？

肺动脉高压可以发生在任何年龄，包括婴儿和儿童。儿童肺动脉高压与成人肺动脉高压虽有许多共同点，但也存在显著差异。首先儿童肺动脉高压的病因与成人肺动脉高压明显不同，那么引起儿童肺动脉高压的常见病因有哪些呢？

（1）一过性肺动脉高压是儿童肺动脉高压最常见的类型，82%的儿童肺动脉高压病例为婴儿一过性肺动脉高压，比如新生儿持续性肺动脉高压或可矫治的先天性心脏缺损分流所致的肺动脉高压。其余类型主要包括特发性肺动脉高压、遗传性肺动脉高压、不可手术矫治的先天性心脏病所致肺动脉高压。儿童特发性肺动脉高压/遗传性肺动脉高压和先天性心脏病所致肺动脉高压发病率分别为 0.7/100 万和 2.2/100 万，患病率分别为 4.4/100 万和 15.6/100 万。其他类型肺动脉高压在儿童中罕见。

（2）另一种占比高（34%~49%）的非一过性儿童肺动脉高压类型是新生儿期和婴儿期发生的呼吸系统疾病相关肺动脉高压。其特点是发育性肺疾病，包括支气管肺发育不良、先天性膈疝、先天性肺血管畸形。该类型为儿童所特有的肺动脉高压类型，目前被定义为第三大类肺动脉高压，即发育性肺疾病相关的肺动脉高压。这部分患儿是儿童肺动脉高压患者的重要组成部分。早产儿支气管肺发育不良相关肺动脉高压是呼吸系统疾病相关肺动脉高压的主要组成部分，且呈升高趋势。新发现的基因相关发育性肺疾病，包括肺泡毛细血管发育不良、*TBX4* 基因变异相关肺疾病、肺泡表面活性物质异常，目前均被认为是发育性肺疾病。

（3）儿童肺动脉高压的另一个特征是基因异常比例较高，儿童肺动脉高压常存在染色体异常、基因变异、综合征类疾病。与成人类似，儿童遗传性肺动脉高压患者基因变异可见于 20%~30% 的散发病例，常见相关基因变异包括 *TBX4*、*ACVRL1*。此外，17% 的儿童肺动脉高压患者合并其他肺动脉高压相关疾病，包括 21-三体综合征，23% 的儿童肺动脉高压患者存在既往与肺动脉高压无关的基因拷贝数变异。

基于儿童肺动脉高压与染色体畸形、基因变异、综合征类疾病相关的比例高，基因检测也许可以作为明确病因和合并症、辅助危险分层、筛查存在肺动脉高压风险的家庭成员的方法。然而，儿童和家庭成员的基因检测需经适当的遗传专家咨询。

（肖云彬）

## 58. 早产儿支气管肺发育不良为何容易合并肺动脉高压？

支气管肺发育不良是早产儿常见呼吸系统疾病，而肺动脉高压则是由肺血管阻力和肺动脉压升高导致右心衰竭的疾病。肺动脉高压为支气管肺发育不良的严重并发症之一，支气管肺发育不良患者肺动脉高压总发生率为 19.4%~40.0%。支气管肺发育不良患者为何容易并发肺动脉高压呢？发病相关因素有以下几种。

（1）肺的发育经历胚胎期、假性腺期、成管期、成囊期、肺泡期。在肺泡期出现完整毛细血管结构的肺泡，肺泡表面积扩大，是肺泡能进行气体交换的形态学基础。早产儿肺部发育常处于成管期或成囊期，其肺小动脉、肺泡-毛细血管发育均未完善；出生后机械通气、高氧、感染、高碳酸血症、组织缺氧、心内分流、心功能异常等因素进一步影响肺泡发育和血管生成，导致肺小动脉、肺泡-毛细血管面积减少，肺血管阻力升高。

（2）早产儿患者常合并中枢神经系统发育不完善，可间断出现呼吸暂停。呼吸暂停所引起的低通气导致低氧相关性肺血管收缩和重构，从而引起肺血管阻力和压力升高。

（3）早产儿患者应用呼吸机辅助呼吸期间常易合并肺部感染，影响肺氧合状态，从而加重缺氧，导致血管收缩和肺血管重构。

（4）支气管肺发育不良导致换气功能障碍，后期引起低氧持续存在并促进肺血管重构，肺血管阻力、肺血管压力进行性升高，最终引起支气管肺发育不良相关肺动脉高压及右心衰竭。

此外，支气管肺发育不良患儿合并左心舒张功能降低，导致肺血回流受阻也可引起肺动脉压升高。

（肖云彬）

# 第二篇

# 诊断篇

## 59. 肺动脉高压患者常见症状是什么？有特异性症状吗？

肺动脉高压患者的症状表现多种多样，通常在刚开始的时候没有症状，随着疾病的进展，才会出现一些临床表现。我们的研究资料发现，至少 1/5 患者从症状出现至确诊时间超过 2 年没有什么表现。肺动脉高压患者最常见的症状为活动后气促，且常在快走、爬坡、爬楼梯、体力劳动时加重，休息时好转。

其他症状包括乏力、头晕、胸痛、胸闷、心悸、黑矇、晕厥等。合并严重右心功能不全时可出现下肢浮肿、腹胀、纳差、腹泻和肝区疼痛等。部分患者肺动脉扩张引起机械压迫症状，如压迫左喉返神经引起声音嘶哑，压迫气道引起干咳，压迫左冠状动脉主干导致心绞痛等；肺动静脉畸形破裂或代偿扩张的支气管动脉破裂引起咯血。此外，还应询问患者是否具有可导致肺动脉高压的基础疾病相关症状，如结缔组织疾病可出现雷诺现象、关节疼痛、口干、眼干、龋齿、脱发、皮肤硬化等。儿童患者还应格外注意其发育情况，如发育明显异常或迟缓，则应重点筛查遗传代谢性疾病和内分泌疾病。

（罗俊）

## 60. 肺动脉高压患者为何常胸痛？

有报道表明：约 30% 的肺动脉高压患者会出现胸痛，也就是说 70% 的患者不会有胸痛的症状。肺动脉高压引起胸痛的主要原因如下：

一方面，随着肺动脉压的升高，右心做功增加，心肌需要的能量也增加，主要表现为右心强有力地收缩，将右心的血液射入肺动脉，导致右心的"担子"过重，慢慢地就出现了右心的扩大。右心在正常状态下像一个弯弯的月亮，渐渐地扩大变成了十五的月亮。扩大的右心会压迫左心，导致左心室缩小，这样左心射出去的血液就减少了，因此供给心脏能量的血管(即冠状动脉)的血流量就会相应减少，心脏跳动得不到充足的能量供应就会出现胸痛。另一方面，肺动脉高压的患者往往出现代偿性的心率增快，这样就会使心脏舒张期缩短，而冠状动脉供血主要取决于心脏舒张期的长短，舒张期缩短会使进入冠状动脉的血液进一步减少；同时若伴有右心室肥厚、右心房压力升高，则会使冠状动脉受到压迫，导致冠状动脉腔进一步缩小，进入冠状动脉的血流量减少,当心室内膜的心肌得不到充分的血液供应时,则表现为胸痛。

综上所述,给心脏供血的冠状动脉血管容积缩小,供血量减少,在这样的情况下肺动脉高压患者在活动或情绪激动的时候就容易出现心肌能量供应不足,从而表现为胸痛。因此对于出现胸痛的肺动脉高压患者(特别是中老年患者),应该及时就医,排除其他可能引起胸痛的原因,如肺栓塞、心肌梗死、主动脉夹层等。

(盛斌 葛良清)

## 61. 肺动脉高压患者为何容易咯血?

咯血作为肺动脉高压少见的临床表现,与其并发症和肺血流的异常分布有关,常提示病情重、预后差。目前,临床上常见的不同类型肺动脉高压患者的咯血发病机制有所区别,主要包括以下几类:①慢性血栓栓塞性肺动脉高压。肺动脉血栓栓塞反复发生,肺血管阻塞,血流阻力增加,肺循环压力增高,引起毛细血管前肺小动脉及各级分支或肺泡毛细血管破裂出血,出现咯血。肺动脉分支栓塞闭塞,支气管侧支循环形成,支气管动脉增粗、迂曲、分支增多,也可导致咯血。②特发性肺动脉高压。特发性肺动脉高压患者发生咯血主要的病理机制是肺毛细血管前微血管瘤破裂;也可能由支气管动脉的增粗及肌型肺小动脉丛样病变,释放多种细胞因子导致血管内皮细胞损伤,形成血管血栓栓塞,长期血栓栓塞导致侧支循环形成,随着肺动脉压的升高,肺小血管破裂而引起咯血。③先天性心脏病所致肺动脉高压。血液分流导致房室重构，肺循环容量负荷和(或)压力负荷增加，肺静脉血液淤积，肺血管床收缩或重塑，晚期中膜被破坏，随着肺动脉压增高，血管破裂而咯血。总的来说，肺动脉高压患者在受到某些诱因的情况下，如感冒、感染等，会导致肺小血管的痉挛、破裂，从而出现咯血的表现，因此肺动脉高压患者一旦出现咯血应及时就医。

(仇海花)

## 62. 肺动脉高压患者为何容易晕倒？如何预防？

肺动脉高压患者在剧烈咳嗽、大力活动以及情绪激动时容易出现晕倒的情况。这是因为肺动脉高压患者右心扩大，左心受压，导致左心充盈受限，从而由左心泵到全身的血液也会减少，最终造成脑部供血不足。当患者活动、情绪激动时，就会因为大脑供血不足而晕倒，此时应针对不同情况采取相应的预防措施。例如：阵发咳嗽时，胸腔和腹腔压力增加，导致回流到心脏的血液减少，所以对于剧烈咳嗽者，要酌情使用镇咳药物；运动时，应量力而行，千万不能用力过猛，因为这可能导致肺动脉高压患者的身体不能供应额外的氧气和血流，从而引起晕倒；长时间站立时，会导致血液滞留下肢，回流到心脏的血液减少，也容易晕倒，因此要避免长时间静立；由卧位快速坐起或站立时，容易出现血压下降(直立性低血压)，也容易晕倒，因此改变体位要缓慢；患者情绪激动、紧张，也容易出现晕厥，对这些患者应给予镇静药物和心理治疗。可以在舒适的温度和环境中进行散步，有利于缓解呼吸问题和身体的不适。

（仇海花）

### 63. 肺动脉高压患者为何常有心脏杂音？为何会感觉心悸？

肺动脉高压患者心脏杂音的出现多与肺动脉压增高、右心室扩大和右心衰竭有关。可能听到的心脏杂音有：①肺动脉听诊区（胸骨左缘第 2 肋间）第二心音亢进；②由肺动脉瓣开放突然受阻出现的收缩早期喷射性喀喇音以及血液反流通过三尖瓣引起的收缩期杂音；③右心室舒张充盈压增高及右心功能不全时可出现第三心音；④部分患者可闻及右心室第四心音。

肺动脉高压患者在病程后期逐渐出现右心扩大、右心衰竭，肺循环血量增多，因此体循环血量相对减少，左心室容量受限，储存的血液减少，泵出的血量也减少。左心室为了泵出更多的血液维持全身血液供应从而加快心动周期，因此肺动脉高压患者心率偏快。此外，心脏供血不足、缺血也是肺动脉高压患者感到心悸的一个原因。

（仇海花）

### 64. 为什么肺动脉高压患者需要常规检查四肢血氧情况？

我们首先来看血氧是什么。人是靠氧气生存的，由肺部吸入的氧气经毛细血管入血，使暗红色的静脉血氧合成鲜红色的动脉血,动脉血将氧气输送至各个器官、组织或细胞。血液中含氧量越高,人的新陈代谢就越好。我们在概念篇(第7问)提到血氧指的是血液中的氧气,人体正常含氧量在95%以上。研究提示血氧饱和度在一定程度上可以反映疾病的严重程度。另外,目前多种疾病可引起肺动脉高压,包括先天性心脏病、结缔组织疾病、呼吸系统疾病等,患者的一些体征对于查找肺动脉高压病因有重要提示意义。先天性心脏病患者进行血氧检测有助于评估心内外分流情况,通常血氧低于95%时提示存在明显右向左分流。部分动脉导管未闭的患者随着肺动脉压的明显升高,此时由于主动脉-肺动脉间压差减小,胸骨左缘第2肋间的典型杂音减弱甚至消失;初次接诊时容易漏诊,但主动脉-肺动脉间分流减少甚至逆向分流,患者会出现"差异性发绀"这类特殊的临床表现,即上肢血氧高于下肢血氧。此外,低氧血症也可以为慢性肺动脉阻塞性疾病(如肺栓塞)提供重要线索。所以,对于肺动脉高压患者来讲,均需进行四肢血氧检查。

(朱腾腾 葛良清)

## 65. 确诊肺动脉高压通常要做哪些检查?

从本书概念篇中(第12问),您可能已经知道了肺动脉高压可分为五大类,每一大类里面又可以分为很多小类,可想而知,很多原因都可以引起肺动脉高压,因此想诊断肺动脉高压以及弄清楚引起肺动脉高压的原因,从理论上来讲要做的检查有很多,要排除的疾病也很多。但是医生在临床上会结合您的临床表现和体格检查，重点进行相关检查以明确诊断及原因。

首先，基于您的症状，如医生考虑可能由肺动脉高压所引起，通常会先行心脏超声检查，以明确是否有三尖瓣、肺动脉瓣的反流以及右心房、右心室增大等表现，这些都与肺动脉高压有关。但是心脏超声有其局限性，如对肺动脉压估算不精准；肺动脉瓣狭窄或右心室流出道狭窄同样可引起三尖瓣反流；右心房、右心室的增大以及超声的主观性较强即超声结果的准确性与医生的经验和水平相关。因此基于以上原因如需要明确肺动脉高压的诊断则需行右心导管检查。虽然该项检查费用相对较贵，但其可以提供客观的血流动力学数据并可以计算出肺血管阻力、分流量大小，而这些数据对于您的诊断、治疗都非常重要。此外，右心导管检查可进一步通过肺动脉造影发现和诊断可能的异位引流、动静脉瘘、肺动脉栓塞以及各种复杂先天性疾病等情况，从而避免误诊和漏诊。

其次，医生会同时给您做心电图、胸部 X 线片等常规检查以辅助肺动脉高压的诊断及判断肺动脉高压的严重程度。一旦肺动脉高压的诊断成立，医生则需要根据您的临床表现和病情行相关实验室检查及影像学检查。其中，实验室检查包括血常规、结缔组织疾病相关的抗体、艾滋病（HIV）、甲状腺功能、肝功能、血管炎三项、血沉等检查，影像学检查包括高分辨率肺部 CT、肺通气/血流灌注显像、肺动脉 CTA 等检查，同时还可能需要完善肺通气、弥散功能及多导睡眠监测。当然，您的相关病史也同样重要。例如，您是否有肺动脉高压家族史、是否使用减肥药、是否经常打鼾、是否有鼻黏膜出血、天气寒冷时嘴唇是否发绀、脾气是否暴躁、皮肤遇冷是否变色和疼痛，以及其他您感觉与别人不一样的症状和体征等，都可以提供相应的线索从而帮助医生明确肺动脉高压的原因。在临床上，很多患者反复在多家医院就诊，导致很多检查被重复进行。因此，您可以先向您的主管医生说明某一指标近期在某家医院已经检查过，如果您的医生确认您的检查真实可靠，即可以节省一些费用。特别要提醒，肺动脉高压患者初诊和复诊尽可能每次都把历史档案（以前医院检查结果以及自我观察和记录表格）带来，以便医生诊断并调整治疗，避免重复检查，还可节约费用。

总之，医生会先做详细的病史询问和仔细的体格检查，同时结合以下辅助检查来诊断肺动脉高压。

初筛检查包括：心电图（了解有无右心扩大等）、胸部X线片检查（可显示肺动脉扩张情况及其他可能的肺部疾病）、超声心动图（估测肺动脉压，了解心脏的结构改变）。

确定肺动脉高压类型需要做的特殊检查有：肺功能检测；肺血管CT；核素肺通气/灌注扫描；自身免疫抗体、HIV、甲状腺功能、肝功能等；多导睡眠监测；右心导管检查等。

（宋洁）

## 66. 胸片和心电图可以诊断肺动脉高压吗？

胸片和心电图是临床上简单易行的检查，对于明确很多疾病的诊断十分有帮助。肺动脉高压患者的胸部X线影像可能表现为：肺动脉段突出及右下肺动脉扩张，伴外周肺血管稀疏，呈"截断现象"，右心房和右心室扩大。胸片对于中度及重度肺动脉高压患者的诊断有一定价值，但不能作为确诊依据。且胸部 X 线影像正常并不能排除肺动脉高压。

肺动脉高压患者的心电图缺乏特异性，但通过心电图可以了解右心增大等情况。长期肺动脉压增高容易引起右心室肥厚，继而导致心包心肌张力增加，影响心肌供血。肺动脉高压患者的心电图改变常表现为：①电轴右偏；②Ⅰ导联出现 S 波，Ⅲ导联出现 Q 波、T 波倒置；③右心室高电压；④右胸前导联出现 ST 段压低、T 波低平或倒置。但是有些肺动脉高压患者的心电图也可能完全正常。因此，对于肺动脉高压患者来说，心电图和胸片可以作为重要的辅助诊断方法，而诊断肺动脉高压的金标准仍是右心导管检查。

（仇海花）

## 67. 心脏超声可以确诊肺动脉高压吗？其测量肺动脉压准确吗？

多普勒超声心动图（心脏超声）是临床应用最广、操作最简便的无创影像诊断技术，它既可检测心脏的结构和功能，又可估测肺动脉的压力，因此是筛查肺动脉高压最常用的检查手段。但需注意，它不是确诊肺动脉高压的手段，右心导管才是确诊肺动脉高压的金标准。心脏超声估测肺动脉高压最常用的方法是三尖瓣反流压差法。根据伯努利方程原理，三尖瓣（右心房和右心室间的瓣膜）的反流速度与两腔室的压差存在一定的关系（压差 = 4×反流速度$^2$）。在没有肺动脉狭窄或右心流出道梗阻的情况下，肺动脉的收缩压等于右心室的收缩压,而右心室的收缩压等于右心房室的压差加上右心房压(即肺动脉收缩压=右心房压+4×三尖瓣反流速度$^2$)。右心房压一般为0~5 mmHg,也可根据下腔静脉直径与吸气时的内径变化来估测右心房压。根据指南,如心脏超声检查三尖瓣反流速度大于3.4 m/s(估测肺动脉收缩压为50 mmHg,通常肺动脉平均压>25 mmHg),要高度考虑存在肺动脉高压。如果三尖瓣反流速度小于2.8 m/s(估测肺动脉收缩压为36 mmHg,通常肺动脉平均压<20 mmHg),此时基本上不考虑肺动脉高压。尽管多普勒超声心动图测量肺动脉压的精确度不如右心导管检查,但有研究显示肺动脉压超声测得值与心导管实测值显著相关。另外,心脏超声的优势在于它可以排除先天性心脏病及二尖瓣狭窄等可引起肺动脉高压的常见疾病。还可以评估病情、预后与对治疗的反应,通过观察右心扩张程度、主肺动脉直径、室间隔运动、左右心室射血分数变化、三尖瓣瓣环收缩期位移等来评估病情及预后,并可在随诊时反复测量上述指标判断治疗效果。特发性肺动脉高压的超声心动图常表现为右心室内径扩大、右心室壁肥厚、室间隔向左移位、肺动脉明显增宽。当然,经食管超声心动图检查比经胸超声更敏感,尤其在评价心脏内缺损方面更优。

综上所述,心脏超声检查虽不能代替右心导管明确肺动脉高压的诊断,更不能明确肺动脉高压的病因诊断,但它在初筛肺动脉高压和治疗疗效评估等方面有着不可替代的优势。

(李江)

## 68. 除了肺动脉压，肺动脉高压患者如何从心脏彩超上了解自己的状况？

心脏彩色多普勒超声检查是一种常用的非侵入性检查方法，可用于帮助评估肺动脉高压（PAH）患者的心脏状况。除了肺动脉压，还可以通过以下方面了解自己的状况。

（1）心脏结构：彩超可以提供有关心脏结构的详细信息。对于 PAH 患者来说，心脏可能因为负荷过重而扩大，心室壁可能变厚，而这些都可以在彩超中被观察到。正常参考值：左心房（left atrium，LA）<35 mm，室间隔（interventricular septum，IVS）<12 mm，左心室（left ventricle，LV）<55 mm，左心室后壁（left ventricular posterior wall，LVPW）<12 mm，左心室壁<9～12 mm，升主动脉（aorta，AO）<35 mm，主肺动脉（pulmonary artery，PA）<30 mm，右心房（right atrium，RA）<40 mm×35 mm，右心室（right ventricle，RV）<25 mm，右心室壁<3～4 mm，右心室流出道（right ventricle outflow tract，RVOT）<18～35 mm。通常，右心室基底部横径>41 mm 和右心室中部横径>35 mm 提示右心室扩大。一般将右心室室壁>5 mm 认为右心室室壁肥厚。

（2）心脏功能：通过彩色多普勒超声仪可以观察心脏各个瓣膜的运动和血流情况。PAH 可能导致右心室负荷过重和右心室功能减退，彩超可以评估右心收缩和舒张功能，以判断是否存在心脏功能异常。

右心室收缩功能的一系列指标包括右心室面积变化率

（fractional area change，FAC）、收缩期三尖瓣环位移距离（tricuspid annular plane systolic excursion，TAPSE）、三尖瓣环收缩期速度、右心室心肌做功指数（right ventricular myocardial performance index，RV-MPI）、右心室射血分数。FAC 正常值约为 56%，FAC<35% 提示右心室收缩功能严重减退。TAPSE 正常值≥15 mm，若<15 mm 提示右心室功能减低。三尖瓣环收缩期速度正常值为 12 cm/s，<10 cm/s 提示右心收缩功能障碍。脉冲血流多普勒 RV-MPI>0.43 或脉冲组织多普勒 RV-MPI>0.54，提示右心室收缩及舒张功能不全。右心室射血分数<45% 提示右心室收缩功能减低。

右心室舒张功能的评价指标包括 E/A。正常情况下，E/A>1；若 E/A<0.8 提示舒张功能受损。

综上所述，心脏彩色多普勒超声检查可以提供关于肺动脉高压患者心脏结构、功能和血流情况的重要信息，帮助医生评估疾病的严重程度和进展情况，并制定相应的治疗策略。然而，最终的诊断和治疗决策需要综合考虑彩超结果、临床症状和其他检查结果，并由医生进行专业解读。

（谭盈洁）

## 69. 我做了常规普通经胸心脏彩超，为什么医生还要求我做经食管心脏彩超？

心脏彩超是肺动脉高压诊断中最重要的无创性检查手段，通过彩超可以观察心脏结构、各心腔大小，排查心脏畸形；通过三尖瓣反流速度、右心房压可间接评估肺动脉收缩压；除评估左心功能外，通过对三尖瓣收缩期位移、三尖瓣环收缩期移动速度、右心室面积变化分数、右心室射血分数等右心功能参数测量，也可以评价患者右心功能，间接评估患者预后情况。

常规经胸超声需通过肋间隙的透声窗口，即在特定部位采集图像。因此在肥胖、肺气肿、胸部创伤及胸廓畸形等患者中，常规经胸超声往往不能获得理想图像。经食管超声则将超声探头置于患者食管或胃底，解除了特定透声窗的限制，并能从心脏下后方实时动态观察，距离心脏部位更近，因而可以更加清楚地观察心脏结构、血流及运动情况，显著提高了卵圆孔未闭、房间隔缺损及左心耳血栓的检出率。因此，对于肺动脉高压的患者，在经胸彩超不能准确判断是否有先天性心脏病等情况时，就可以考虑行经食管心脏彩超。

（朱腾腾　葛良清）

## 70. 心脏彩超如何评估肺动脉压？可以替代右心导管检测肺动脉压吗？

心脏彩超可以提供一些信息来评估肺动脉压，但通常不能完全替代右心导管检测肺动脉压。心脏彩超可以通过测量三尖瓣反流的速度来估算右心室到右心房的压力梯度，从而推断肺动脉收缩压。这种方法可以提供大致的估计，但并非绝对准确。虽然心脏彩超可以提供对肺动脉压的间接评估，但右心导管检测仍然被认为是直接测量肺动脉压的金标准。右心导管检测可以直接在心脏内部测量压力,并且可以在手术室或诊断室中进行。尽管心脏彩超提供了一些有用的信息,但在临床决策和治疗方案制定上,右心导管检测仍然是更可靠的方法。一般情况下,心脏彩超可作为评估肺动脉压的初步筛查工具,但在需要确诊或精确评估肺动脉压时,右心导管检测仍是必要的。两者通常结合使用,以获得更全面和精确的肺动脉压信息。

（陈文杰）

## 71. 肺动脉高压患者为何要做心脏核磁共振？心脏核磁共振检查主要起什么作用？

右心室功能被认为是决定肺动脉高压患者住院率和病死率的主要因素。心脏磁共振成像是公认的评估右心室功能的金标准。虽然超声心动图的使用范围更广、价格更低,并且是评估右心室最常用的成像方式,但由于缺乏观察者之间和观察者内部的可重复性而受到限制。心脏磁共振成像是一种近年来发展比较迅速的新技术,是指用磁共振成像技术诊断心脏及大血管疾病的方法,具有较高的时间及软组织分辨率,对于评价心脏的位置、大小、心室壁厚度、心室腔大小、心房和大动脉根部内径、心包结构及心脏毗邻脏器的关系具有重要的临床诊断意义。同时作为一种无创性检查,大大降低了风险。对于肺动脉高压患者,心脏磁共振成像不仅可以连续获得整个心动周期的图像数据,计算舒张末期和收缩末期容积,从而进行右心功能分析,还可以通过测定肺动脉面积、肺动脉血流平均流速、流速峰值、加速时间、射血时间等数据估算肺动脉平均压及肺血管阻力，从而评价肺血管病变与患者疾病严重程度。因此，心脏核磁共振在肺动脉高压患者治疗过程中的疗效评估等方面具有不可替代的优势。

（陈雨思）

## 72. 肺动脉高压患者为什么要做腹部、下肢血管超声？

腹部超声可以帮助了解腹部脏器的结构和功能，进而辅助肺动脉高压的病因筛查，并帮助确诊门静脉高压。在疾病过程中，肺动脉高压患者可能会出现以影响肝脏和肾脏为主的继发性器官功能障碍，需要腹部超声进行鉴别诊断并评估器官损伤程度。同时，腹部超声可以为判断右心衰竭提供线索，如肝脾肿大、肝瘀血、腹腔积液以及肝静脉、门静脉扩张等。

肺动脉高压会导致血管扩张功能障碍，进而影响下肢血流情况。进行下肢超声可以帮助评估下肢血管情况，发现可能存在的血栓形成或血管狭窄等问题，进一步指导治疗和管理。此外，下肢超声还能帮助评估血流动力学状态，如血流速度和阻力指数，对于了解患者的血管状况以及诊断和治疗肺动脉高压患者具有重要意义。

（王天宇）

## 73. 为什么诊断肺动脉高压一定要做右心导管检查?

肺动脉高压是一种血流动力学的诊断, 如同常见的高血压诊断需要测量袖带压, 所以肺动脉高压的诊断一定要测量肺动脉压。由于肺动脉位于胸腔内, 无法通过无创的方法如使用血压计直接测量肺动脉压。因此在做右心导管检查之前, 我们通常需要行心脏彩超来测量四个心腔和肺动脉直径, 筛查如房间隔缺损和室间隔缺损等病因, 以及通过三尖瓣反流速度估测肺动脉收缩压。如果心脏彩超提示患者存在肺动脉高压, 如右心扩大、肺动脉直径增宽和三尖瓣反流速度增加等, 那么为了明确肺动脉高压的诊断, 此时就有必要进行右心导管检查以准确测量肺动脉压。根据 2022 年最新的欧洲心脏病学会指南的推荐, 当肺动脉平均压大于 20 mmHg 时就可以诊断为肺动脉高压。右心导管检查的功能不仅限于测定肺动脉压, 还可以进行急性血管扩张试验以决定后续治疗策略, 测定各腔室血氧饱和度以明确有无分流, 以及计算肺血管阻力和体/肺血流量以评估先天性心脏病手术条件。因此, 诊断肺动脉高压一定要做右心导管检查。

(陈文杰)

## 74. 规范的右心导管检查应该测量哪些数据?

上面提到右心导管检查的作用不仅限于测量肺动脉压, 还能提供许多有临床价值的检测指标。右心导管检查的入路通常选择股静脉、肘正中静脉和颈静脉，将导管依次送入上、下腔静脉、右心房、右心室、肺动脉及其分支。如果患者合并先天性心脏病如房间隔缺损或室间隔缺损，还需要将导管送至左心房或左心室测定压力和血氧饱和度。右心导管检查可以获得以下信息：①压力和血气分析，包括上下腔静脉、右心房、右心室、肺动脉的压力和血氧含量，另外还需要测量肺毛细血管楔压以明确合并左心疾病引起的肺动脉高压。②证实异常通道，比如明确有无房间隔缺损、室间隔缺损或肺静脉异位引流等。③血流动力学评价，包括计算心排血量、分流量和肺血管阻力。如果存在异常分流，还需要计算肺循环与体循环的比值。④血管造影，如肺小动脉造影可以明确血管有无狭窄、血栓形成以及判断肺血管重构情况。⑤肺血管扩张试验，可用于鉴别特发性、遗传性和药物性肺动脉高压，以指导后续药物治疗策略。这些数据对于肺动脉高压的诊断、分类、治疗选择和预后判断有着重要的意义，因此规范的右心导管检查在肺动脉高压诊疗中必不可少。然而，准确完成规范的右心导管检查并非易事，因此建议患者去有经验的医院行右心导管检查。

（陈文杰）

## 75. 什么是急性血管扩张试验？其阳性标准是什么？

肺小动脉痉挛是引起肺动脉高压的重要病理生理学改变。目前研究认为肺小动脉痉挛在各类肺动脉高压患者中，尤其是特发性肺动脉高压患者的发生发展中起到了关键作用。急性血管扩张药物试验可以筛选出这类患者，试验结果呈阳性提示肺动脉压升高更多与肺小动脉痉挛相关。钙离子拮抗剂可以改善血管痉挛，因此被用于治疗这类患者。2022年欧洲肺动脉高压指南将血管反应试验阳性的患者单独作为一小类，以便于制定治疗策略。基于以上原因，特发性、遗传性和药物性肺动脉高压患者在首次右心导管检查中，进行急性血管扩张试验显得非常重要。

最新的指南推荐静脉泵入依前列醇、吸入一氧化氮或伊洛前列素进行肺血管扩张试验。在国内，目前主要使用吸入伊洛前列素进行急性血管扩张试验。伊洛前列素（商品名为万他维，由德国拜耳公司生产）试验方法为：在右心导管检查中获取基线血流动力学资料之后，开始进行药物试验。吸入伊洛前列素20 μg，持续吸入10分钟，吸入结束后立即重复测定肺动脉平均压、心排血量等参数，观察吸入前后患者的血流动力学变化，判断患者是否呈阳性。

阳性反应标准：应用急性血管扩张药物后，平均肺动脉压下降到40 mmHg以下，下降幅度超过10 mmHg，同时心排血量不变或者增加。必须同时满足此三项标准，才能诊断为试验结果阳性。

（陈文杰）

## 76. 右心导管检查有什么风险？

右心导管检查的总体安全性很高，严重并发症发生率低。可能发生的并发症有穿刺不当引起的动静脉瘘，以及手术过程操作不当引起的心律失常、肺动脉穿孔或心脏破裂（罕见）等。因为存在上述并发症的风险，所以术者在操作过程中必须认真细心，动作轻柔，不可暴力操作。目前随着右心导管检查的普及以及经验积累，相关检查风险已经大大降低，因此总体来说是非常安全的。

（陈文杰）

## 77. 右心导管手术前后患者要注意什么？

如上所述，右心导管检查的总体安全性很高，患者术前无须焦虑或恐惧。因为过度担心和紧张可能会诱发或加重术中一些不常见的并发症，如肺动脉高压危象。病情严重的患者如严重心力衰竭者无法平躺，术前需要积极治疗以改善患者的临床症状，确保患者能够平躺并顺利完成手术（一般为 30 分钟）。

术后需要注意穿刺部位是否出现渗血、肿胀等并发症。如果手术入路选择股静脉，则要求患者术后下肢伸直制动 8~12 小时，以有效避免术后出血的风险。如果手术入路选择肘正中静脉，则术后只需要血管加压包扎数小时即可松解，几乎不影响患者的日常活动。另外，术中行肺动脉造影的患者，术后多饮水可促进造影剂的排泄。

（陈文杰）

## 78. 肺动脉造影有什么作用？肺动脉造影和肺动脉 CT 血管成像是一回事吗？

　　肺动脉造影是指通过导管向肺动脉内注射造影剂使肺部的血管顺血流方向显影，从而获得肺血管的分布、解剖结构、有无充盈缺损、血流灌注等情况（图 6）。肺动脉造影是诊断肺栓塞的金标准，同时对于肺血管病的鉴别诊断有重要价值。对于有血栓高危因素或既往有急性肺栓塞病史的肺动脉高压患者，可行肺动脉造影以明确或排除是否有慢性血栓栓塞性肺动脉高压。当然肺动脉造影同样可以用于明确是否有肺动静脉瘘、肺动静脉异位引流，同时为鉴别动脉炎累及肺动脉、原发肺动脉肿瘤和肺动脉栓塞提供重要依据。而对于慢性血栓栓塞性肺动脉高压，肺动脉造影可为外科血栓剥脱术或内科导管介入术提供很好的影像学支持。但其对于重度肺动脉高压患者，仍存在一定风险，且妊娠妇女、凝血功能障碍及严重肝肾功能不全等患者也不宜行肺动脉造影，因此该检查宜个体化考虑。您可以在右心导管手术前向手术医生提供相关病史或特殊情况，以决定是否需要行肺动脉造影检查。

　　肺动脉造影和肺动脉 CTA 都是用于检测肺血管的检查，两者的相同点在于，都可以观察肺血管的形态、有无血栓、血栓的部位、堵塞的程度等。两者的区别在于，肺动脉造影是有创性的检查项目，而肺动脉 CTA 是无创性的检查项目；肺动脉造影是诊断肺栓塞的金标准，可以更加直观地观察肺动脉的形态、有无血

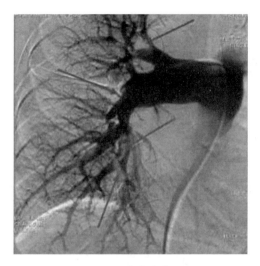

图 6　左肺动脉造影

栓等；肺动脉 CTA 检查由于无创且操作便捷，所以目前应用广泛，已基本替代肺动脉造影检查。但是并不是说肺动脉造影就无使用价值，对于 CTA 阴性但临床仍高度怀疑肺栓塞的患者，仍需要行肺动脉造影进行检查；同时肺动脉造影在慢性血栓栓塞性肺动脉高压的治疗中有重要的作用。

（罗俊）

## 79. 哪些结缔组织疾病容易导致肺动脉高压？

在西方国家中，系统性硬化病是最主要的类型，约占结缔组织疾病相关肺动脉高压的 2/3。而在我国，最常见病因为系统性红斑狼疮和干燥综合征，患病率约为 3.8%；其次是系统性硬化病相关肺动脉高压，患病率约为 1.1%。另外，原发性干燥综合征、混合性结缔组织疾病、皮肌炎、类风湿关节炎亦可导致肺动脉高压。

通过我国近 30 年系统性红斑狼疮死因分析发现，肺动脉高压是继神经精神性狼疮、狼疮性肾炎之后第 3 位常见死亡原因。通过国外近 30 年系统性硬化病死因分析发现，不伴肺间质纤维化的肺动脉高压致死率亦明显升高（由 20%升至 30%）。北京协和医院的单中心研究显示，系统性红斑狼疮、原发性干燥综合征、系统性硬化病合并肺动脉高压患者的 5 年生存率分别为61.0%、43.9%、64.8%，远低于不合并肺动脉高压的结缔组织疾病患者。早期诊断、早期干预才有望改善我国结缔组织疾病相关肺动脉高压患者的预后。

（陈静远　田静）


## 80. 结缔组织疾病相关肺动脉高压患者有什么常见的症状？

结缔组织疾病患者更多表现为基础疾病的症状，比如干燥综合征常表现为口唇皮肤的干燥和关节的疼痛；系统性红斑狼疮表现为特异性皮损，如蝶形红斑等。由于肺动脉高压患者的症状缺乏特异性，容易被忽视。因此国际上建议结缔组织疾病患者一旦出现活动后气短、心悸、胸痛、咯血等症状，应尽快进行肺动脉高压的筛查。

（陈静远　田静）

## 81. 如何诊断结缔组织疾病相关肺动脉高压？

建议对疑诊肺动脉高压的患者首先考虑常见疾病，如第二大类的左心疾病和第三大类的呼吸系统疾病，然后考虑 CTEPH，最后考虑动脉型肺动脉高压和未知因素所致。对疑诊肺动脉高压的患者应考虑相关疾病和(或)危险因素导致的可能，仔细查找有无家族史、先天性心脏病、结缔组织疾病、HIV 感染、门静脉高压、与肺动脉高压有关的药物服用史和毒物接触史等。当怀疑患者可能存在结缔组织相关疾病时，则需要进行针对性的检查以明确病因。诊断结缔组织疾病相关肺动脉高压的重点是进行自身免疫抗体检测。常规检测的自身抗体包括抗核抗体、抗双链 DNA 抗体、抗 ENA 抗体、抗中性粒细胞胞质抗体、血管炎三项、抗心磷脂抗体、抗着丝点抗体、狼疮抗凝物、免疫球蛋白和补体等。这些自身抗体和标志物可特征性地出现在一种或几种自身免疫性疾病中，尤其是风湿性疾病中，可用于判断疾病的活动性及预后。这些检查能够检测血液中自身抗体的有无及其浓度，判断患者是否患有风湿免疫性疾病。结缔组织疾病是肺动脉高压的高危人群，需要定期进行超声心动图筛查，当超声怀疑存在肺动脉高压时，应该尽早进行右心导管检查，以便早期诊断、早期治疗。

（陈静远　田静）

## 82. 肺动脉高压患者的心功能如何分级?

根据最新发布的肺动脉高压指南,推荐使用 1998 年制定的功能分级评价肺动脉高压患者心功能状态。

这种功能分级是指根据患者日常活动症状出现的程度来进行分级。功能状态由好至坏分成四级。

Ⅰ级:日常活动不受限,一般体力活动不引起过度的呼吸困难、疲劳、胸痛或晕倒。

Ⅱ级:日常活动稍微受限,安静的状态下没有不舒服,但是一般体力活动可以引起呼吸困难、疲劳、胸痛或晕倒。

Ⅲ级:日常活动明显受限,安静的状态下没有明显的不舒服,稍微进行一些轻微的体力活动会引起过度的呼吸困难、疲劳、胸痛或晕倒。

Ⅳ级:不能进行任何体力活动,安静的状态下都会出现呼吸困难、疲劳、胸痛或者晕倒,并且任何体力活动都能够使这些表现加重。

此外,这种心功能分级和疾病的预后明显相关。未治疗的特发性肺动脉高压和遗传性肺动脉高压的平均生存时间与 WHO 心功能分级密切相关,Ⅳ级者约为 6 个月,Ⅲ级者约为 2.5 年,Ⅰ~Ⅱ级者约为 6 年。

(陈静远)

### 83. 什么是六分钟步行试验？它的意义何在？

六分钟步行试验(six-minute walking test, 6MWT)是一种客观评价患者运动耐量的方法。在进行该试验时，要求患者在平直坚硬的走廊上以自己能够控制的最大速度行走六分钟，并测量六分钟内患者行走的距离。该试验与患者的心功能及运动耐量有关系，具有设备要求简单、经济、重复性好及便于规范化操作的优点。根据对数以千计的患者调查后的研究显示，首次住院患者的六分钟步行距离与预后明显相关，而进行六分钟步行试验后第1分钟心率恢复绝对值也已成为预测预后的重要指标。所以，指南建议肺动脉高压患者第一次就诊时均应进行六分钟步行试验，并定期复查。但需要强调的是，六分钟步行距离可能受患者身高、体重、性别、年龄、合并疾病、性格及情绪等因素影响。患者不应盲目将该数据与病友进行比较，应该请教医生后对自己的病情进行客观的评估。

（陈静远）

### 84. 肺动脉高压患者如何配合医生做六分钟步行试验？

六分钟步行试验(6MWT)操作简单，容易被肺动脉高压患者所接受，且能反映患者日常活动情况，因此在临床中广泛应用于评估肺动脉高压患者治疗前后运动耐量的变化、病情严重性以及预后。虽然该试验操作简单，但仍然有许多因素可能影响试验结果的准确性，因此患者与医生的良好配合在试验中显得非常重要。首先，在试验前，患者应向医生提供相关疾病病史，如是否有不稳定型心绞痛、高血压，以及血压控制程度如何等情况。这是因为该试验可能会升高血压、诱发不稳定型心绞痛或心肌梗死。为了提高 6MWT 的准确性，试验前 2 小时应避免剧烈运动至少休息 10 分钟。此外，女性患者应避免在月经期进行试验。其次，在试验前患者应该穿合适的鞋子及裤子，这样才能更好地反映该试验的准确性，并保证每次试验的基线情况相同。最后，患者应向医生了解以怎样的速度行走以及熟悉在哪里转弯折回，以便能够更好地完成试验。试验前医生会记录您稳定的心率、血压、血氧饱和度以及 Borg scale 分级评分（见附录一）。在试验中，尽量不要与旁人说话或接打电话，保持注意力集中，直线行走，并在 6 分钟内以尽可能快的速度行走，当感觉严重不适或无力行走时可稍休息。在 5 分钟时，医生会再次于同一个指头上给您夹上血氧仪，以便在 6 分钟时能够准确读取心率和血氧饱和度的数值。如您在试验中出现胸痛、难以忍受的呼吸困难、下肢痉挛、步履蹒跚、面色苍白、冒虚汗等不适情况，应及时向医生反映，看是否要终止试验，并采取适当措施处理。试验终止后，可在终点处坐下来休息，以便医生准确记录您试验后的心率、血压和血氧饱和度数值。此外，医生会记录您的心率和血氧饱和度恢复到试验前的时间，而您需配合医生再次完成 Borg scale 分级评分，这样医生就能依据以上数值，并结合临床其他指标综合评估您的运动耐量、病情严重程度、药物治疗的效果及预后。

（陈雨思）

## 85. 肺功能检查、睡眠呼吸监测对于诊断肺动脉高压的作用是什么？

正如前面所说，在肺泡表面，血管包绕着肺泡组织，并且在这里进行气体交换，而任何影响这一层结构的因素，无论是肺部的因素还是血管的因素，都会影响气体交换，导致血液中氧气含量下降，从而引起组织器官的缺氧。

所以肺部疾病，一方面会导致局部病变，从而影响肺组织周围的血管，使其处于一种病态环境中，久而久之可能会影响到血管的结构；另一方面，长期血液中氧含量降低，缺氧也会导致肺血管的持续性收缩，从而引发肺动脉高压。

除此以外，很多肺动脉高压患者及肺部疾病患者，都以呼吸困难为主要表现，但是他们的治疗方法却截然不同，所以，评估疾病的类型才能够"对症下药"。

肺功能检测是评估患者是否有肺部疾病及其类型的重要检测手段之一，能帮助发现潜在的肺实质或气道疾病。肺动脉高压患者通常有轻至中度外周小气道功能障碍，且大部分患者肺弥散功能轻至中度下降。特发性肺动脉高压患者中，这种肺功能下降更加明显，且若有肺一氧化碳弥散量（diffusion capacity of carbon monoxide of lung，DLCO）显著降低（<45% 预测值），往往提示心排血量明显降低，预示预后不良。此外，合并肺间质疾病、肺静脉闭塞症/肺毛细血管瘤以及部分特发性肺动脉高压患者（尤其是老年且有大量吸烟史者），DLCO 也会显著降低。在该

项检查中，肺容积减少往往提示存在胸廓畸形、胸膜增厚或肺间质纤维化等疾病。

除了肺部原因导致的缺氧，睡眠呼吸暂停也可以引起缺氧，因此也是导致肺动脉高压的一个原因。睡眠呼吸暂停综合征是指睡眠时上呼吸道阻塞或部分阻塞，使呼吸时阻力增加，出现呼吸浅慢或暂停，引起机体反复缺氧的一类疾病。

睡眠呼吸监测是诊断睡眠呼吸暂停综合征的金标准。它与心血管疾病关系密切，长期未治疗可导致肺动脉高压。如果怀疑肺动脉高压由睡眠呼吸暂停综合征引起，则需要行睡眠呼吸监测。

（陈静远）

## 86. 为什么肺动脉高压患者要做 V/Q 扫描？

我们在第 47 问中提到过慢性血栓栓塞性肺动脉高压，其诊断往往依靠肺动脉 CTA 或者肺动脉造影来实现。但是，很多血栓栓塞性肺动脉高压，因为栓子溶解或处于小血管，往往不能通过 CTA 或者肺血管造影发现，这时候，我们就需要使用更加敏感的检查手段，而 V/Q 扫描就是重要的检测方法。通气与血流灌注比值（ventilation/perfusion ratio，V/Q）是判断肺有效气体交换的重要指标。气体通过由肺泡壁、基质和肺血管等构成的呼吸膜进出体内，正常的气体交换过程不仅需要肺泡通气量和肺循环血量充足，还要求两者的比例适当。因此全肺肺泡通气量与流经全肺血量的比值可以基本判断有效气体交换效率，通常认为通气与血流灌注比值(V/Q)的正常值为 4/5(0.8)。如果 V/Q 上升则提示无效气腔增多、肺血流量下降，常见于肺动脉栓塞、动脉炎/纤维性纵隔炎引起的肺动脉狭窄等；如果 V/Q 下降则证明无效血流量增多，提示肺通气功能障碍，如肺水肿、肺间质改变、肺炎、肺不张等。V/Q 扫描同时还提供了影像学证据，肺灌注显像所用的标记药物是人血浆白蛋白聚合颗粒（technetium - 99m - labeled macroaggregated albumin，$^{99m}$TC-MAA）。这种颗粒直径大小为 10~100 μm，而肺毛细血管直径约为 10 μm，因此正常情况下，静脉注入$^{99m}$TC-MAA 后会均匀分布于全肺，并暂时嵌顿于肺小动脉和毛细血管内。当栓子阻塞肺动脉分支或肺动脉狭窄导致肺血管直径大小变化时，可出现该区域放射减低或缺损。但某些肺实质疾病也可引起灌注减低，因此灌注减低并非特异性，联合通气显像才更有助于专科医生进行评判。肺动脉高压患者常具有病因不明确的特点，而肺血管狭窄及栓塞又是其主要病因之一。同时，V/Q 扫描是一种无创检查，使用的造影剂和辐射量较小，因此是肺栓塞、CTEPH 的首选筛查方式。若患者已经确诊为肺栓塞或 CTEPH，则 V/Q 扫描可以用于监测溶栓、抗凝治疗、血栓消融术治疗疗效，以及用于监测是否有肺栓塞复发。

综上所述，V/Q 扫描应用比较广泛且无创，其阴性结果可排除慢性血栓栓塞性肺动脉高压，但阳性结果则不具特异性，需结合其他临床征象和影像学检查进一步明确诊断。

（李远）

## 87. 肺动脉高压患者要做心肺运动试验吗？

心肺运动试验是一项客观、定量评价心肺储备功能和运动耐量的重要检查项目，可以用于评估肺动脉高压患者的运动耐量、治疗效果和判断预后。心肺运动试验应该具备良好的质控，目前大多数心肺运动试验采用逐级递增操作流程。这是一项从静息到运动整体定量评估心肺功能的重要检查方法。越来越多的研究发现，心肺运动试验可以用于评价肺动脉高压患者运动功能、药物疗效及预后。肺动脉高压患者的运动耐力和摄氧效率下降，其致病机制可能是肺小动脉痉挛和管腔狭窄导致肺循环受限，肺动脉压升高增加了右心负荷，右心负荷加重，严重者可累及左心，导致左心的输出量也减少，两者共同作用使全身各组织相对缺氧。此外，心肺运动的一些指标可以敏感地发现运动中卵圆孔突然开放出现右向左分流现象，这是肺动脉高压的特征性表现。

肺动脉高压患者的运动耐量、有氧代谢能力和通气效率明显受损，其心肺运动结果可表现为一些测量参数的改变，比如呼气末二氧化碳分压（$PETCO_2$）降低，二氧化碳通气量（$VE/VCO_2$）升高，氧脉搏（$VO_2/HR$）和峰值氧摄取量（$PVO_2$）降低。肺动脉高压患者中，若 $VE/VCO_2$ 斜率 $\geqslant 45$、呼气末二氧化碳分压（$PETCO_2$）$<20$ mmHg 则预示临床恶化事件发生率明显升高；若最大摄氧量（$VO_2max$）$<10.4$ mL/（min·kg）则预示病死率明显升高，需要更加积极的药物干预。

（陈静远）

## 88. 医生是如何给肺动脉高压患者做危险评估的？

危险评估适用于第一大类的肺动脉高压患者，包括先天性心脏病、结缔组织疾病、特发性肺动脉高压等。在临床上，对于肺动脉高压患者，通常都会做危险评估，其目的是评估患者目前的病情严重程度，让医生心里有底，以便更好地进行治疗。目前采用的评估方式是按照 2022 年欧洲心脏病学会颁布的肺动脉高压指南中的危险分层方法进行评估，其分为高危、中危、低危。肺动脉高压危险分层主要内容如下（表 1）。

以上危险分层方法因为指标繁多，我们在使用的时候会受到限制。2022 年 ESC 肺动脉高压管理指南推荐使用简化的危险分层量表（表 2），通过评估治疗前基础状态和短期治疗（3~6 个月）后的关键临床指标来预测患者长期预后。

表 1 肺动脉高压危险分层

| 预后决定因素（评估 1 年病死率） | 低危（<5%） | 中危（5%～20%） | 高危（>20%） |
|---|---|---|---|
| 右心衰竭临床症状 | 无 | 无 | 有 |
| 症状进展快慢 | 无 | 缓慢 | 快 |
| 晕厥 | 无 | 偶尔 | 反复发作 |
| WHO 功能分级 | I 级，II 级 | III 级 | IV 级 |
| 6MWD | >440 m | 165～440 m | <165 m |
| 心肺运动试验 | $VO_2$ 峰值>15 mL/(min·kg)（>65% pred.）$VE/VCO_2$ 斜率<36 | $VO_2$ 峰值为 11～15 mL/(min·kg)（35%～65% pred.）$VE/VCO_2$ 斜率为 36～44.9 | $VO_2$ 峰值<11 mL/(min·kg)（<35% pred.）$VE/VCO_2$ 斜率≥45 |
| 血浆 BNP，NT-proBNP 水平 | BNP<50 ng/L NT-proBNP<300 ng/L | BNP 为 50～300 ng/L NT-proBNP 为 300～1400 ng/L | BNP>300 ng/L NT-proBNP>1400 ng/L |

**续表1**

| 预后决定因素（评估1年病死率） | 低危（<5%） | 中危（5%~20%） | 高危（>20%） |
|---|---|---|---|
| 心脏彩超 | RA 面积<18 cm²<br>TAPSE/sPAP>0.32 mm/mmHg<br>无心包积液 | RA 面积为18~26 cm²<br>TAPSE/sPAP 为0.19~0.32 mm/mmHg<br>无或少量心包积液 | RA 面积>26 cm²<br>TAPSE/sPAP<0.19 mm/mmHg<br>有心包积液 |
| 心脏核磁 | RVEF>54%<br>SVI>40 mL/m²<br>RVESVI<42 mL/m² | RVEF 为37%~54%<br>SVI 为26~40 mL/m²<br>RVESVI 为42~54 mL/m² | RVEF<37%<br>SVI<26 mL/m²<br>RVESVI>54 mL/m² |
| 血流动力学指标 | RAP<8 mmHg<br>CI≥2.5 L/（min·m²）<br>SvO₂>65% | RAP 为8~14 mmHg<br>CI 为2.0~2.4 L/（min·m²）<br>SvO₂ 为60%~65% | RAP>14 mmHg<br>CI<2.0 L/（min·m²）<br>SvO₂<60% |

表2  简化的危险分层量表

| 预后的决定因素 | | 低风险 | 中风险 | 高风险 |
|---|---|---|---|---|
| A | WHO 功能分级 | I，II 级 | III 级 | IV 级 |
| B | 六分钟步行距离 | >440 m | 165~440 m | <165 m |
| C | 血浆 BNP、NT-proBNP 水平和右心房压力 | BNP<50 ng/L；NT-proBNP <300 ng/L；右心房压力 <8 mmHg | BNP 为 50~300 ng/L；NT-proBNP 为 300~1400 ng/L；右心房压力为 8~14 mmHg | BNP>300 ng/L；NT-proBNP >1400 ng/L；右心房压力 >14 mmHg |

（罗俊）

## 89. 肺动脉高压患者怎样自我评估病情？

其实，肺动脉高压的治疗目标是保证患者尽快达到并能长期处于低风险状态。因此，在治疗过程中，我们需要时刻判断患者的状态，以此来调整治疗方案。而我们用于判断病情的指标和上述危险分层中的预后决定因素差不多，主要包括以下内容。

（1）患者的症状，如有无气促，以及活动耐量情况（六分钟步行试验判断）等。

（2）实验室的指标，包括脑钠肽、动脉血气、心脏彩超等，用于判断心力衰竭的程度以及右心的大小和功能。

（3）右心导管，观察患者肺动脉压和阻力有无改变。

（罗俊）

## 90. 为什么查找肺动脉高压病因时需要排查肿瘤？

答案是肯定的。因为在肺动脉高压的病因中，有部分类型是由肿瘤引起的。比如，肺动脉肉瘤、血管肉瘤或其他恶性肿瘤可以堵塞肺血管和小的支气管，产生阻塞性病变。另外，肿瘤可以分泌一些促血管硬化和促炎的细胞因子，导致肺动脉高压的发生。因此，在对疾病原因进行探查的时候，应当排查肿瘤所致的肺动脉高压。

目前，对于肿瘤所致的肺动脉高压，治疗主要以针对原发病（肿瘤）为主，靶向药物治疗为辅。其具体治疗方案需要根据病情严重程度进行针对性调整。

在排查肿瘤的时候，我们通常会进行针对血液中肿瘤标志物的检查，称为"C12"，它是12种物质的组合，而不同类型的肿瘤生成时会导致血液中这些标志物升高。通过检查这些标志物的升高，我们可以判断是否有肿瘤产生的可能，并且凭着这些指标进行下一步的筛查，如胸片、CT、PET-CT和组织活检等。

（罗俊）

## 91. 肺动脉高压患者如何进行基因诊断？肺动脉高压患者都要做基因检查吗？

基因诊断能够帮助找到肺动脉高压患者的病因，并且能够帮助患者家属以及未来的子女进行风险因素评估。在北美和欧洲，基因诊断技术已被广泛应用于筛查肺动脉高压患者及其家庭成员是否携带致病基因突变。依据最新的肺动脉高压遗传学专家共识，并从经济及快捷的方面考虑，优先对肺动脉高压的致病基因及可能相关基因进行基于二代测序平台下的靶向测序，即对现今已明确的9种致病基因和可能相关的致病基因进行集中筛查的方法。如果家族性肺动脉高压成人患者或者儿童在靶向测序方法中未发现致病突变，可以考虑使用全外显子测序进行潜在的新基因突变筛查。特别需要强调的是，如果肺动脉高压发生在小儿身上，那么该患儿及其父母均需完善基因筛查。因为在之前的基因筛查研究中发现，约19%的特发性肺动脉高压患儿为新发突变，即患儿的父母并不携带肺动脉高压的致病突变，这不仅意味着父母及其家族成员的患病风险相对较低，且他们其他孩子的患病风险也大大降低。

基于国内外的肺动脉高压指南，有70%~80%的遗传性肺动脉高压患者携带 BMPR2 突变，故推荐所有遗传性肺动脉高压患者均应进行基因诊断和基因咨询。通常，这些流程应在具有完善的肺动脉高压诊治经验及遗传咨询专家的中心进行，包括咨询家族史、对患者和家属进行相关知识普及、评估风险和获益、帮助患者及家属完善基因诊断流程并对基因测序结果进行分析和解释，以及对患者进行长期随访管理。另外，不仅是遗传性肺动脉高压的患者，特发性肺动脉高压的患者及家属也能够从基因诊断中获益。因为约25%的特发性肺动脉高压患者最终被发现携带 BMPR2 突变，所以对特发性肺动脉高压患者进行基因筛查也是必要的。

遗传性出血性毛细血管扩张症（hereditary hemorrhagic telangiectasia，HHT）相关的 PAH 和 *ACVRL1* 和 *ENG* 基因突变有关，呈常染色体显性遗传，约占该疾病患者中的 70%。另外，近期的研究表明，在肺静脉闭塞症（PVOD）/肺毛细血管瘤（PCH）相关肺动脉高压中，*EIF2AK4* 为主要的致病基因，遗传方式为常染色体隐性遗传，几乎全部的遗传性 PVOD/PCH 患者及 9%~25% 的散发患者携带 *EIF2AK4* 纯合子突变或复杂杂合子突变。因此，对于该病患者及直系亲属，均应进行基因筛查。

基于以上原因，我们建议以下肺动脉高压患者进行基因筛查和系统的遗传咨询。

（1）特发性肺动脉高压患者（IPAH）。

（2）家族中至少有两名肺动脉高压患者的家系（heritable pulmonary artery hypertension，HPAH）。

（3）遗传性出血性毛细血管扩张症患者及家族成员（HHT）。

（4）肺静脉闭塞症/肺毛细血管瘤患者及家族成员（PVOD/PCH）。

（宋洁）


## 92. 肺动脉高压患者基因检查发现异常要怎么办？哪些情况下需要家人一起做基因检测？

由于基因突变在肺动脉高压的发病过程中十分重要，因此基因诊断对于早期诊断、治疗及患者家属的早期疾病预防具有重要意义。基因筛查中发现异常通常有以下两种情况：①如果该异常为明确的致病突变,应立即绘制完整的家系图谱,并尽可能对所有的家族成员进行基因诊断及临床筛查。特别是对携带致病基因的家族成员,应进行完整的病史采集,并完善超声心动图以进行早期评估,同时建立长期的随访联系。②如果在基因筛查中发现的异常为不确定临床意义的突变,遗传咨询专家应将该突变信息保留在数据库中。随着技术的发展,对致病突变的筛查将会越来越普及,因此该突变未来可能在更多的正常人群中被发现。如果在正常人群中该突变比例越高,则越倾向于认为这只是良性变异,和疾病无关,那么家族成员无须忧虑是否携带此突变。反之,如果该突变在更多的患者中被发现,则经过综合分析,可能会认为与肺动脉高压的发病相关,那么携带该突变的家族成员就需要警惕肺动脉高压的发生。

(宋洁)

## 93. 肺静脉闭塞症/肺毛细血管瘤如何诊断?

肺静脉闭塞症/肺毛细血管瘤(PVOD/PCH)是少见的肺部疾病。这两种疾病好发于年轻人,均表现为进行性的呼吸困难和疲倦,可有咯血及血胸。在疾病进展期均可出现右心衰竭的症状,属于肺动脉高压分类里面的第四大类。其诊断需要综合临床症状、体格检查、影像学资料和支气管镜检查。

PVOD/PCH 的临床表现与肺动脉高压(第一大类)相似,主要表现为进行性加重的劳力性呼吸困难和活动耐量下降,也可出现乏力、胸痛、咳嗽、劳力性晕厥等表现;体格检查可发现杵状指、肺动脉瓣第二心音亢进、收缩期三尖瓣反流杂音等。部分患者肺部听诊可闻及湿啰音，而这一特点在肺动脉高压中较为少见。此外，相比于其他类型的肺动脉高压，PVOD/PCH 患者多表现出更严重的低氧血症和一氧化碳弥散功能（DLCO）下降，这可能与 PVOD/PCH 导致慢性间质性肺水肿和肺毛细血管床受损，进而引起毛细血管血流量下降和弥散功能降低有关。

肺部高分辨率 CT（high resolution CT，HRCT）对于 PVOD/PCH 的诊断有重要价值，其典型特征为：小叶间隔线增厚、小叶中央型磨玻璃影、纵隔淋巴结肿大。在 PAH 患者中，该"三联征"的敏感性为 66%，特异性为 100%；且经组织学确诊的 75% 的 PVOD/PCH 患者表现出至少两种上述征象。另外，HRCT 征象还与应用 PAH 药物后发生肺水肿的风险及病情进展速度密切相关。

右心导管检查在 PVOD/PCH 的诊断中起着重要的作用。血流动力学检查有助于 PVOD/PCH 的诊断，并可发现肺动脉平均压力升高、肺血管阻力升高。需要注意的是，由于肺楔压反映的是肺大静脉压力和左心房压力，而 PVOD/PCH 病理改变主要发生在肺小静脉和肺毛细血管中，因此肺楔压多正常或偏低。这有助于鉴别继发于大的肺静脉阻塞或狭窄及左心房相关的肺动脉高压，但不能和特发性肺动脉高压相鉴别。实际上由于下游阻塞，PVOD/PCH 患者肺小动脉、肺毛细血管压力也是升高的，这也可以解释部分 PVOD/PCH 患者出现肺水肿的现象。急性肺血管扩张试验可以检测肺动脉高压患者对钙通道阻滞剂的反应性，但在 PVOD/PCH 患者中，几乎所有患者都会出现急性肺水肿，而急性肺水肿可以影响扩张试验的结果，因此扩张试验在 PVOD/PCH 中并不作常规推荐。

肺活检是确诊 PVOD/PCH 的金标准，但肺穿刺活检和外科肺活检等操作风险较高，尤其是在重度肺动脉高压和合并右心衰竭的患者中，所以目前并不推荐常规行肺活检。此外，基因检测对于 PVOD/PCH 的诊断也有帮助，在有家族遗传史的患者中，若发现 *EIF2AK4* 基因突变，则可确诊 PVOD/PCH，不需要再行病理检查。对于临床疑似 PVOD/PCH，如检出 *EIF2AK4* 双等位基因突变，也可从分子水平确诊 PVOD/PCH。

（熊贤良　葛良清）

## 94. 先天性心脏病合并发绀就是艾森门格综合征吗?

我们首先来看一下什么是发绀、艾森门格综合征。发绀是血液中去氧血红蛋白增多导致皮肤和黏膜呈青紫色改变的一种表现，这种改变常发生在皮肤较薄、色素较少和毛细血管较丰富的部位，如唇、指(趾)、甲床等，尤其在先天性心脏病患者中比较常见。艾森门格综合征是先天性心脏病发展晚期的一个表现，是指各种左向右分流性心脏病的肺血管阻力升高，使肺动脉压达到或超过体循环压力，导致血液通过心内或心外异常通路产生双向或反向分流的一种病理生理综合征。各种心内、心外畸形，如房间隔缺损、室间隔缺损、动脉导管未闭等，都可能发展成艾森门格综合征。此病患者全身组织脏器供氧不足，同时循环中存在大量非氧合血红蛋白，故出现发绀。

现在问题来了，是不是所有先天性心脏病的患者一旦出现发绀的表现，就意味着发展为艾森门格综合征了呢? 答案是否定的。先天性心脏病患者出现发绀，除了艾森门格综合征外，还有一些特殊情况，如三尖瓣反流合并房间隔缺损。这种情况下，右心室的血液直接反流至左心房，导致发绀出现，而肺动脉压并不会明显升高。还有完全型肺静脉异位引流合并房间隔缺损的时候，由于房间隔缺损右向左分流，同样有发绀、杵状指，但是肺血管阻力不会明显升高。因此，大家需要记住，艾森门格综合征有发绀的表现，但患者出现发绀并不一定就是艾森门格综合征。我们在临床上如果碰到了先天性心脏病合并发绀的患者，一定要仔细鉴别，以免误诊为艾森门格综合征，延误治疗。

（罗俊）

## 95. 哪些肝脏疾病可以导致肺动脉高压？

肺动脉高压的病因繁多，部分肝脏疾病同样可以导致肺动脉高压，常见的有各种肝脏疾病导致肝硬化［乙型肝炎、酒精（乙醇）、药物等］。肝硬化可以进一步导致肺动脉高压的发生，其发病机制较多，目前仍不太清楚，主要原因包括高心排血量、高动力循环水平。

（罗俊）

## 96. 大动脉炎与肺动脉高压有什么关系？如何诊断？

大动脉炎是一种慢性、非特异性血管炎，多累及主动脉及其主要分支，如锁骨下动脉、肾动脉等。该病可使受累血管管壁增厚、管腔狭窄、闭塞或动脉瘤形成，引起受累器官的缺血性表现。病理学研究发现，大动脉炎以动脉壁肉芽肿性炎症为主要特征，炎症细胞浸润血管壁全层，内膜显著增生，同时中外膜纤维化。大动脉炎好发于年轻女性，其男女患病比例约为 1∶4，发病年龄多在 40 岁之前。流行病学研究显示，日本人群中大动脉炎的患病率约为 40/100 万；而在英国人群中的患病率约为 4.7/100 万；亚洲人群年发病率为 2.03/100 万，患病率为（3.3～40）/100 万，其中上海本地居民 2011—2020 年的成人大动脉炎年平均发病率为 1.33/100 万，具有一定的地区差异性。大动脉炎的临床进程可分为早期和晚期，少数患者可表现为典型的三期模式，即以非特异性症状如低热、不适、体重减轻和疲劳为特征的早期阶段，以全身炎症反应和血管壁增厚为特征的血管炎阶段，以及以炎症活动消退和受累血管狭窄闭塞为主要特征的晚期阶段。目前，大动脉炎的临床诊断主要依据改良 Ishikawa 分类标准和 1990 年美国风湿病学会分类标准，两者均强调了患者典型症状及血管受累影像学证据。大动脉炎累及肺动脉，又称为肺大动脉炎（pulmonary takayasu's arteritis，PTA）。

既往多认为 PTA 是大动脉炎的一种罕见表现，未受到广泛重视。但近期研究发现，PTA 在大动脉炎中的发生比例约为 15%，实际上是一种重要的大动脉炎亚型。两项尸检研究更表明 20%～56% 的大动脉炎患者有肺动脉受累。临床上，PTA 主要表现为肺动脉主干或分支动脉多发狭窄或闭塞，引起肺动脉压和肺血管阻力增高，进而发生右心衰竭甚至死亡，预后不良。PTA 患者除系统动脉受累表现外，早期肺部受累相关症状多不典型，

常有发热、咳嗽、呼吸困难、胸痛等非特异性症状，到疾病晚期
出现肺大动脉炎相关肺动脉高压。PTA-PH 的精准诊断依赖于肺
动脉影像学检查以及金标准的右心导管检查。动脉血气分析可
见低氧血症；超声心动图可见主、肺动脉增宽，右心增大，左心
室舒张末期内径增大、PAH；肺通气灌注显像检查可见肺血流灌
注与通气不匹配；肺动脉 CTA 可见肺血管多发狭窄扭曲、管腔狭
窄与扩张并存、呈鼠尾状改变、管壁增厚，以上表现和肺栓塞明
显不同。研究表明，大动脉炎累及肺动脉双侧病变多于单侧病
变，右侧病变多于左侧病变，多支病变多于单支病变，炎症主要
累及肺叶、肺段动脉。影像学确诊时，通常疾病已经进展到中晚
期，若未予以重视或得到正确的治疗，患者常合并严重失代偿性
心肺功能障碍，PAH 致右心室后负荷增加，因而预后极差。

（陈静远）

## 97. 为什么终末期心力衰竭肺动脉高压患者，肺动脉压不升反降？

肺动脉高压的特征是肺动脉的血管阻力升高，继而肺动脉压
升高，最终导致右心衰竭。肺动脉的压力取决于心排血量和全肺
阻力。早期疾病进展，肺血管阻力逐渐增加，但右心功能处在代
偿的状态，肺动脉压逐渐上升（平均肺动脉压=右心排血量×全肺
阻力）。随着病情的恶化，右心失代偿，心排血量会逐渐下降，到
了终末期则肺动脉压不升反降。在终末期心力衰竭肺动脉高压
患者中，肺动脉压不升反降可能由以下原因引起：①低心排血

量。在心力衰竭状态下，心脏的泵血功能受损，可能导致心脏无法提供足够的血液到达肺动脉，促使肺动脉压下降。②低血容量状态。在某些情况下，患者可能处于低血容量状态，如失血、脱水或长期应用利尿药等。这可能导致血管内血液减少，使肺动脉压下降。③药物治疗的影响。某些药物，尤其是针对心力衰竭和肺动脉高压的药物，可能导致血管扩张或减少心脏负荷，从而降低肺动脉压。④损伤性肺血管重建。在慢性肺动脉高压中，长期的血管损伤可能导致一些不可逆转的情况发生。尽管初期可能表现为血管狭窄和阻力升高，但随着病情的恶化，血管会逐渐发生重构和破坏，从而导致肺动脉压下降。

（陈静远）

## 98. 儿童肺动脉高压临床表现有哪些？

肺动脉高压的表现多种多样，在疾病开始时往往没有症状，疾病进展到一定程度时才出现相应症状，常见的症状有疲劳、呼吸困难、胸闷、胸痛。

婴幼儿患者常无法表达上述感受，主要表现为食欲差、吸奶费劲或停顿、生长发育迟缓、倦怠、多汗、气急、经常哭吵不安、容易激惹，部分孩子会有心动过速。这些表现都缺乏特异性，很多家长会因为上述表现而带孩子在儿童保健门诊、消化营养门诊反复就诊。还有部分孩子则因气急、呼吸困难反复到呼吸科门诊就诊。临床中儿童肺动脉高压患者确诊时，病史往往可以追溯到1~2年甚至更长。

晕厥也是儿童肺动脉高压患者的常见表现，往往在剧烈哭吵或运动后发作。晕厥的出现常提示肺动脉高压处于高危状态。

部分儿童肺动脉高压患者还可出现头晕、腹胀、干咳、反复咯血等症状。儿童肺动脉高压患者在右心衰竭时很少出现浮肿表现，但可出现颈静脉怒张、肝脏肿大。先天性心脏病合并艾森门格综合征的患者可出现发绀、杵状指/趾(见第一篇第7问)。

(肖云彬)

## 99. 结缔组织疾病孩子合并肺动脉高压怎么早期识别?

肺动脉高压是结缔组织疾病的一种严重并发症，起病隐匿，早期往往缺乏特异性临床表现，极易漏诊，从而导致患者错过最佳干预时机。那患结缔组织疾病的孩子出现哪些情况时要考虑合并肺动脉高压呢?

年长孩子患肺动脉高压的常见症状包括活动后气促、乏力、头晕、胸痛、胸闷、心悸、黑矇、晕厥等，合并严重右心功能不全时可出现下肢水肿、腹胀、纳差、腹泻和肝区疼痛等。婴幼儿患肺动脉高压的症状更不典型，可能仅表现为呼吸急促、食欲差、哭闹后发绀、生长发育迟滞、易激惹等。

因此结缔组织疾病孩子需密切观察有无上述表现，当出现以上情况时应尽快完善超声心动图、心电图及胸部X线片、血生化指标等检查评估。还有部分孩子首先以呼吸急促、乏力、晕厥、生长发育迟滞等表现起病，被诊断为肺动脉高压，这类孩子必须排查结缔组织疾病。

　　基于肺动脉高压在结缔组织疾病患者中平均发病率为4.2%，显著影响患者的预后，因此建议对确诊为结缔组织疾病的孩子主动进行肺动脉高压筛查。每3~6个月门诊随诊时需询问家长和患者有无肺动脉高压相关症状，每6~12个月行超声心动图筛查。对已诊断为肺动脉高压的患者，应完善结缔组织疾病筛查，并由心血管内科、风湿免疫科等组成的多学科团队共同参与诊治。

（肖云彬）

# 第三篇

# 治疗篇

## 100. 肺动脉高压真的没治了吗？

不少被诊断为肺动脉高压的患者，经常会在一些临床医生那里得到这样的信息：你这个病没法治，回家好好过一天算一天吧。即使在很多大医院，多数医生甚至教授仍然根深蒂固地认为这是一种不治之症。

果真是这样吗？其实，这是一种相当陈旧的观念。在20世纪90年代以前，针对肺动脉高压特异性的治疗手段确实没有，因此肺动脉高压(主要指特发性/遗传性/药物和毒物所致)被认为是一种极度恶性的疾病，它的预后与癌症一样是灾难性的。研究显示，在没有靶向药物治疗(即只有传统药物治疗，如利尿药、地高辛等)的时期，特发性肺动脉高压患者中有75%在确诊后的

5 年内死亡，其平均生存期为 2.8 年；若出现右心衰竭的患者，则其平均生存时间小于 1 年。正因为如此，很多医生认为这种病就是心血管疾病中的"癌症"。

庆幸的是，1990 年后针对肺动脉高压的特异性靶向药物陆续被研发出来，患者 5 年或 10 年平均生存率提高了数倍。自 2006 年波生坦进入中国以来，肺动脉高压的靶向药物不断在中国上市，患者可选择的药物也越来越多，治疗状况随之明显改善。除靶向药物外，其他的治疗方法如肺动脉去交感神经消融术、肺移植、基因治疗等也推陈出新。也就是说，虽然目前尚不能根治肺动脉高压，但已经有了很多的治疗手段。随着治疗手段的进步，患者生存时间逐年增加，部分早期诊断并治疗的肺动脉高压患者甚至可达到正常的寿命。

然而，肺动脉高压仍没有特效的治愈方法，目前治疗的目标主要是延迟或者阻止病程进展，改善患者生活质量和延长患者寿命。具体目标是维持心功能在 1~2 级，六分钟步行距离在 440 m 以上，心力衰竭指标 BNP 正常，血流动力学指标接近正常，即肺动脉高压的危险评估在低危状态。未来的治疗方向是逆转重塑的肺血管，将肺血管阻力降至正常，最终完全治愈该病，但这个目标任重而道远，近期难度很大。

目前肺动脉高压仍是一种治疗费用十分昂贵的疾病，患者的经济负担沉重。早期，中国慈善总会和社会福利部门关注并建立的相关基金，以减轻患者的部分负担。自 2019 年起，国家医保纳入了大部分肺动脉高压的靶向药物，药物价格明显下降，患者自费比例降低，治疗费用大大减少，从而显著提高了患者的联合药物治疗效果，低危状态的达标率也成倍提高。当然我们也相信，随着全世界科学家们对此病的关注和深入研究，未来将有越来越多的新药被开发出来。相信在不久的将来，攻克肺动脉高压不再是梦想，未来治疗肺动脉高压有可能就像当今治疗高血压一样方便，药物价格低廉且效果良好。所以，肺动脉高压患者要树立信心，坚持治疗和规范化随访，相信未来一定会更好！

（李江）

## 101. 为什么有些肺动脉高压患者治疗之后肺动脉压没下降，反而会上升呢？

这个问题是许多患者都曾经遇到过的。在服用肺动脉高压靶向药物一段时间后，虽然患者感觉活动耐量较以前明显改善，但是心脏彩超或者右心导管检查却提示肺动脉压没有下降，反而还升高了，患者因此会觉得吃药并没有什么帮助，有些患者甚至会对治疗感到绝望。其实，对于这个问题，我们大可不必焦虑，我们之前在概念篇（问题8）中已提到关于肺动脉压、肺血流量、肺血管阻力之间的关系，在这里我们再说一下。

肺动脉压=肺血管阻力（全肺阻力）×右心室输出量。在这里右心室输出量代表着我们的活动耐量，输出量越高，活动耐量就越好；输出量越低，就意味着活动耐量变差了。患者被诊断为肺动脉高压后，医生会给予规范的药物治疗，治疗后如果患者活动耐量增加了，通常就意味着肺血管阻力有所下降、右心室输出量增加，大多数的情况下，肺动脉的压力也会有所下降。然而，如果肺血管阻力下降幅度没有右心室输出量增加幅度大，那么总体上肺动脉压可能还会有所增加。所以在临床上，如果患者自觉症状明显改善，即使心脏彩超提示肺动脉压不降反升，也不代表病情加重了。医生评估病情严重程度的指标并不是肺动脉压，而是右心功能。肺血管阻力反映的是肺血管病变的严重程度。因此这也是为什么我们强调定期除了复查心脏彩超评估肺动脉压外，还要评估右心功能，必要时还需进行右心导管检查的原因。

（李江）

## 102. 肺动脉压未下降是否说明治疗无效？

经常有患者来我院随访复查，每次做心脏超声时都十分关注肺动脉压的变化，总是渴望经药物治疗后肺动脉压有明显下降。尽管患者的症状、活动耐量显著改善，但超声估测肺动脉压没有明显变化时，他们总是很失望，觉得自己病情没控制，甚至认为药物治疗没效果。事实上真是这样吗？

要了解这个问题，首先我们先得弄清楚肺动脉压、肺血管阻力和肺血流量（通常等于右心室输出量）这几个概念。肺动脉高压是个血流动力学概念，肺动脉压增高的根本原因是肺血管阻力的增加，而肺血管阻力的增加主要为肺血管的收缩、肺动脉的增殖和闭塞、炎症和血栓形成所致。治疗肺动脉高压的目的是降低肺血管阻力，提高患者的生活质量和生存时间。如果把肺血管比作浇灌花草的橡皮水管，当用力捏住水管出口时阻力便增加，水管内的压力就会增加，水也会喷射更远；当增加流入水管内的水量时，由于水管体积不变，水管内的压力也会增加。同样道理，肺动脉的压力取决于肺动脉的血流量(通常为右心排血量)和肺血管的阻力,即肺动脉压=右心排血量×肺血管阻力。由此可知,无论是右心排血量增加还是肺血管阻力增加都会导致肺动脉压的升高。

为什么很多肺动脉高压患者经过药物治疗后症状明显改善但压力没有明显下降呢?其实,患者的运动耐量提高,如六分钟步行距离明显延长,通常提示心功能明显改善,也就是心排血量增加,这时尽管超声评估肺动脉压没有变化,但肺血管阻力肯定下降了。打个比喻,如果一个患者治疗前心排血量是 3 L/min,肺血管阻力是 16 Woods,那么肺动脉压是 48 mmHg,治疗后心排血量增加为 4 L/min,肺动脉压仍为 48 mmHg,其肺血管阻力降低到 12 Woods;这时虽然肺动脉压没有下降,但患者肺阻力下降,心排血量增加,说明治疗有效(如果心排血量升至 6 L/min,阻力下降至 8 Woods,尽管肺动脉压仍为 48 mmHg,但治疗效果就更明显了)。所以说,肺动脉压没变化不能说明治疗无效,仅用肺动脉压来评估治疗效果是不可靠的。

当然,肺血管阻力和肺血流量需要经过右心导管检查才能准确计算。

那么如何评估肺动脉高压患者治疗效果呢?是不是随访超声检查没用了呢?其实无创性评估的方法很多,超声检测有用的指标也很多。例如,右心衰竭改善的证据、WHO 心功能分级的变化,以及六分钟步行试验的距离延长都是治疗效果好转的表现。当然,心脏超声如果检测到右心室缩小、三尖瓣环收缩期位移增加(反映右心功能改善)、心包积液减少,以及血浆 BNP/NT-proBNP 水平降低,都是病情好转的客观指标。心脏超声根据三尖瓣反流估测的肺动脉压变化并不能准确反映病情的变化，有时甚至出现完全相反的结果。我们经常发现，病情恶化的患者肺动脉压也会明显下降，这是右心衰竭加重、右心室输出量明显减少所致。正如前面举例的患者，如果治疗后其右心室心排血量降为 2 L/min，即使肺阻力仍为 16 Woods，肺动脉压也将下降至 32 mmHg。这时候肺动脉压的下降反而是个危险的信号，因为右心排血量减少反映右心衰竭加重。

因此，希望肺动脉高压患者不要太在意、太纠结治疗后肺动脉压是否下降，只要治疗后症状明显改善，六分钟步行试验距离增加，BNP 水平下降或超声显示三尖瓣瓣环收缩期位移增加、右心室缩小，这都表明病情明显改善。如果实在想了解血流动力学参数（如心排血量、肺血管阻力等），右心导管检查可以较为准确地满足要求。

（李江）

## 103. 肺动脉高压的治疗分哪几部分？

根据 2022 年欧洲心脏病学会肺动脉高压指南，目前肺动脉高压的治疗分为三大部分。

第一部分：一般治疗。包括康复和运动训练、社会心理支持、避孕建议、出行建议；基础的支持治疗包括吸氧、利尿、强心、抗凝、补铁等。

第二部分：靶向药物的治疗。包括钙离子拮抗剂（硝苯地平、地尔硫䓬，但只适合于急性肺血管扩张试验阳性的患者）；内皮素受体拮抗剂(波生坦、安立生坦、马昔腾坦);5型磷酸二酯酶抑制剂(西地拉非、伐地拉非、他达拉非);前列环素类药物(依前列醇、伊洛前列素、曲前列环素等);可溶性环化鸟苷酸激动剂(如利奥西呱)。根据肺动脉高压患者的危险分层选择治疗策略,目标为低危状态(如何分层见第88问)。除极少数患者有单药治疗外,低中危患者可应用初始的联合药物,高危患者建议使用包括静脉前列环素在内的三联靶向药物治疗。

第三部分:联合治疗的临床效果不满意,可考虑选择手术治疗,如房间隔球囊造瘘、Pott's术、肺移植或心肺移植等手术。慢性血栓栓塞性肺动脉高压患者还可采用肺动脉内膜剥脱术和改良的经皮肺动脉球囊扩张术。另外,近年来我国陈绍良教授团队原创的肺动脉去交感神经消融术也有一定的临床效果。

(李江)

## 104. 肺动脉高压的基础治疗具体有哪些?

肺动脉高压的基础治疗方法(也称传统治疗)主要包括以下一些措施。

(1)吸氧:通过鼻导管和面罩吸氧可以缓解伴有低氧血症患者的缺氧相关症状,使脑缺氧和体力状态有所改善;对于血氧饱和度小于90%或动脉血氧分压小于60 mmHg的患者推荐吸氧,使血氧饱和度大于92%。

(2)地高辛:有助于心脏更有效地输出血液维持心脏功能,对于右心明显扩大、心率快的心房颤动和心房扑动患者更适宜。

（3）口服抗凝剂：特发性肺动脉高压、遗传性肺动脉高压和减肥药相关肺动脉高压如无抗凝禁忌都要考虑长期的抗凝治疗，是为了减少和预防肺血管中出现血凝块。慢性血栓栓塞性肺动脉高压（CTEPH）患者须终身抗凝，对于合并矛盾性栓塞的艾森门格综合征以及合并肺动脉原位血栓形成的患者也需酌情抗凝治疗。除此之外，其他类型肺动脉高压患者无须抗凝。

（4）利尿药：用于减少身体中的液体积聚，减轻脚、踝和腿部的水肿，但对于血压偏低的患者，应谨慎使用，利尿时应监测肾功能和血生化指标以防止电解质紊乱和血容量不足引起的肾前性肾功能不全。

（5）多巴胺/多巴酚丁胺/去甲肾上腺素：主要在院内通过静脉给药，帮助肺动脉高压合并右心衰竭的患者增加心脏排血量和维持体循环血压。

（6）铁剂：缺铁在肺动脉高压患者中较为普遍，其可使肺动脉高压患者运动耐量下降，病死率增加。铁缺乏者可考虑铁替代治疗，推荐静脉注射铁剂。

（李江）

## 105. 为什么肺动脉高压患者常常需要多学科团队联合诊治？

肺动脉高压是一种复杂和多样化的疾病，其治疗和管理通常需要多学科团队的联合诊治，包含有以下几方面原因。

①疾病复杂性：肺动脉高压可能由多种不同的原因引起，包括心脏病、肺部疾病、遗传因素、病毒感染、肿瘤、血吸虫、肝病

等。这种复杂性要求不同专业领域的医生共同参与诊断和治疗。②多器官受累：肺动脉高压不仅影响肺部和心脏，还可能影响其他多个身体系统，比如其引起的胃肠道淤血可能会导致消化不良，肝淤血可能会导致肝功能受损。因此，需要心脏病学家、肺病专家、风湿病专家、遗传学家等多方面的专业知识。③并发症管理：肺动脉高压可能伴随或导致其他健康问题，如心力衰竭、肺栓塞等。多学科团队能够更有效地监测和管理这些并发症。④个体化治疗：肺动脉高压的治疗需要根据患者的具体情况进行个性化定制。多学科团队可以根据患者的病史、症状和整体健康状况，共同制定最佳治疗计划。⑤心理和社会支持：除了生理治疗，肺动脉高压患者还可能需要心理和社会支持。社会工作者、心理学家和患者志愿者团队在患者的长期管理中扮演重要角色。总之，多学科团队的联合诊治能为肺动脉高压患者提供全面、协调和高效的医疗服务，从而改善治疗效果和患者生活质量。

（陈静远）

# 一、一般治疗

## 106. 哪些肺动脉高压患者需要长期吸氧？

人每时每刻都在呼吸，正常的呼吸功能可以充分地摄入氧气和排出二氧化碳，从而保证新陈代谢以及各种生命活动的正常进行。正常情况下，静脉血（血氧饱和度为72%~75%）流经肺毛细血管时与肺泡的气体进行交换(主要是摄入氧气、排出二氧化碳)从而变成动脉血(血氧饱和度为95%~100%),而对于先天性心脏病所致肺动脉高压患者,随着肺动脉压的逐渐升高,右心经过早期的代偿之后逐渐出现右心衰竭,这样从右心泵入肺动脉的血液减少,更有甚者,静脉血未经过氧合直接通过肺部的解剖分流(动静脉直接相通)、房间隔缺损、室间隔缺损、动脉导管未闭进入左心或动脉系统,导致动脉血氧饱和度的下降,这就是为什么很多肺动脉高压患者在活动后可见嘴唇、指(趾)、甲床明显发绀(特别是在冬天),可能轻微活动后或在静息状态下也会出现发绀,如果患者用血氧仪测量自己血氧饱和度时会发现血氧饱和度低于90%甚至更低,此时往往提示病情较重(但是部分患者血氧饱和度较低也可能不出现发绀,主要是其血红蛋白浓度较低所致。因此不能轻易地以是否发绀来评估病情的严重程度,而且特发性肺动脉高压患者尽管病情很重但往往无发绀)。

那么是不是患者一旦诊断有肺动脉高压就应该吸氧?或者觉得自己血氧饱和度比正常人低就应该吸氧呢?虽然氧疗可以降低肺血管阻力并改善肺动脉高压患者的运动耐量,但目前没有证据支持长期氧疗能改善肺动脉高压患者的病程,因此肺动脉高压患者的氧疗应符合一定的指征。对于 $PaO_2$(氧分压)低于60 mmHg 或动脉血氧饱和度低于90%的患者建议进行常规氧疗且每日>15 小时。当 $PaO_2$ 低于 60 mmHg 时,血氧饱和度往往较低了,而且 $PaO_2$ 这个数值需通过抽取动脉血做血气分析才能检查出来,相对比较麻烦。通常患者只需知道血氧饱和度即可,血氧饱和度可以通过市场上购买的便携式血氧仪直接测得。事实上,当血氧饱和度在90%~95%时,人体细胞具有一定的代偿功能，能够进行代偿，但是当血氧饱和度低于90%时，细胞摄取的氧气明显减少，细胞代谢就会出现障碍，这也是很多患者到了晚期虽然营养很好但依然很消瘦而且很容易疲劳的原因，可能与细胞可利用的氧气减少有关，因此对于这部分患者吸氧可以改善其症状。

（仇海花）

## 107. 肺动脉高压患者如何运动才算合适？

肺动脉高压患者经常问：我们可以运动吗？怎么运动才合适？对于重度肺动脉高压的患者(心功能3~4级)，我们建议多休息，避免运动训练。对于肺动脉高压患者，由于运动后肺动脉压会逐渐升高，肺泡的血流灌注量会逐渐减少，导致血流与气体交换的比例失调，进而会出现呼吸困难等相关临床症状；而右心室压力过高和右心室扩张会引起室间隔移位，导致随着肺静脉回流到左心房的血液减少，出现左心室舒张充盈受限，继而左心室输出量和组织氧供减少，引起肌肉功能障碍，尤其是骨骼肌会出现收缩障碍、肌肉毛细血管密度减少等改变，导致患者出现乏力等相关临床症状。

虽然有上述这么多不利因素，但是近10年国外多项研究都表明对于轻中度肺动脉高压患者来说适量运动可以考虑，合理的运动训练可改善患者心脏功能，提高患者运动能力和生活质量。

运动康复训练是指利用器械、徒手或利用患者自身力量，通过某些运动方式(主动或被动运动等)，使患者全身或局部运动功能、感觉功能恢复的训练方法。运动的益处是肯定的，但运动疗法潜在的不良反应也应引起重视，不同的患者训练的方法不一样，需要有专业的康复医生制定适合的康复计划。

近几年国内外学界开始研究将运动疗法融入各类肺动脉高压患者的康复治疗中的可行性。现在流行的观点认为运动训练是一种很好的辅助治疗手段。目前肺动脉高压患者的康复与运动训练研究仍处于初期阶段，尤其在国内，还缺乏对最佳运动康复方法、训练强度以及持续时间的具体统一的处方，针对患者的运动指导也显得不足。PAH 患者应在药物治疗的基础上、在专业指导下进行运动康复训练。

本书参考 2021 年中国肺动脉高压诊断和治疗指南以及 2021 年成人肺高血压患者运动康复中国专家共识（附录六），建议病情相对稳定的患者应进行适度运动和康复训练，有助于提高运动耐量、心肺功能和改善生活质量。建议患者在有经验的心脏或呼吸病中心接受康复训练，运动以不引起明显气短、眩晕、胸痛为宜。

（陈静远）

## 108. 肺动脉高压患者的体重管理为什么很重要?

我们前面提到，肺动脉高压是慢性进展性的疾病，其源于肺血管疾病，最终导致右心衰竭。右心衰竭患者表现为一系列的临床症状，包括颈静脉充盈、怒张，体循环淤血（表现为腹胀、腹腔积液、下肢浮肿），纳差，利尿效果差等。当过多的水分在身体里面堆积的时候，就会导致体重增加，进而出现气促、乏力等症状。因此为了避免过多的水分在体内无法排出，体重管理就非常重要了，这时候我们往往需要利尿治疗，以减轻水肿状态，但除了利尿治疗以外，我们还需得注意严格控制水分的摄入，一方面摄入水分要少（源头管控），另一方面也要保证利尿效果好（排水增多），这样，才能使体重有效控制，不会出现体重明显增加的情况。体重增加可以作为患者心力衰竭早期的征象，因此，我们建议肺动脉高压的病友可以每天称体重，每天在同一时间，穿同样的衣服称量体重，如果体重较前一天增加 0.5~1 公斤，或者如果出现了下肢水肿、腹胀等情况时，就建议调整利尿药物，尽快减轻体重。

（罗俊）

## 109. 肺动脉高压患者是否应该注射疫苗预防感染？

肺动脉高压患者，因为其肺血管和呼吸道通常存在病变，会比普通人容易发生感染，并且感染可导致肺动脉高压患者病情加重，所以我国以及国际上的指南均推荐在秋冬交替季节接种流行性感冒（简称流感）疫苗、肺炎链球菌疫苗等，降低患者肺部感染发生的风险。此外，患者家人也可以接种疫苗，避免家人作为传播途径。此外，外出戴口罩以及避免前往人多拥挤的地方可以降低呼吸道感染的风险。

（陈文杰）

## 110. 肺动脉高压患者是否应该进行心理咨询？

肺动脉高压的患者可能大多数都没有接受过心理支持治疗，有些患者甚至会有抵触心理，认为心理支持治疗无关紧要。其实不然，从卫生经济学来看，肺动脉高压是一种对患者及其家属的经济、心理、情感和精神功能有重大影响的疾病。随着病情的加重以及对药物治疗效果的不满意，患者可能经常会出现抑郁和焦虑的症状，比如情绪低落、惊恐紧张、胃部不适、疲劳等症状，这些症状对治疗的依从性产生负面影响，有些患者甚至可能出现拒绝服药，不听从医生的建议等现象，这些都是不利于患者自身治疗和康复的。因此，为了应对以上情况的发生，一方面医生应该时常关心患者，经常使用筛选问题或问卷来测评患者的精神心理状态，一旦发现患者有这些症状，建议患者找专科医生进行心理疏导，必要时在专科医生指导下进行药物治疗。另一方面患者平时要适当放松，多参加集体活动，比如去参加肺动脉高压患者交流会，多与他人分享开心时刻，与家人一起共同克服困难和焦虑，或者跟朋友多联系，多去户外走走，放松心情。正确地调节焦虑抑郁情绪才会更加积极地面对肺动脉高压这个疾病，获得更好的治疗效果。

（罗俊）

## 111. 所有的肺动脉高压患者都需要补铁吗？如何补铁才有效？

铁是人体红细胞里血红蛋白的主要组成成分，血红蛋白的功能是参与氧的运输和存储。当体内铁的储存不能满足正常红细胞生成的需要时称为铁缺乏。铁缺乏在肺动脉高压患者中很常见，其中43%的特发性肺动脉高压、46%的结缔组织疾病相关肺动脉高压和56%的艾森门格综合征患者中都报道过铁缺乏症。而且相关研究表明缺铁可能与患者运动能力下降有关，与病死率升高也有关系，但是与贫血的存在或严重程度并没有关系。因此在临床上我们应定期监测肺动脉高压患者的铁状态，但是某些肺动脉高压患者（例如艾森门格综合征）会出现继发的红细胞增多症，因此单凭红细胞指数（平均红细胞体积、平均红细胞血红蛋白浓度）不足以了解是否存在铁缺乏。应考虑使用如转铁蛋白、转铁蛋白饱和度、可溶性转铁蛋白受体等参数进行检测。如果发现铁缺乏，一方面应寻找引起铁缺乏的可能潜在原因，另一方面应考虑进行铁的替代治疗，治疗性铁剂可分为无机铁和有机铁，按应用途径分为口服铁和静脉铁，二者各自有其优缺点。但有相关研究表明，肺动脉高压患者口服铁剂，其铁吸收效果不佳。因此，推荐静脉注射铁剂来补充。

（陈文杰）

## 112. 肺动脉高压患者会出现哪些心律失常，该如何处理？

心律失常是肺动脉高压患者的常见并发症，尤其当肺动脉高压导致右心明显增大或者合并电解质紊乱时容易发生。与左心疾病相比，恶性室性心律失常如室性心动过速、心室扑动和心室颤动在肺动脉高压患者中非常少见。肺动脉高压患者常见的心律失常包括房性早搏、心房颤动和心房扑动，同时室上性心动过速也会出现，一旦出现上述心律失常特别是伴快速心室率时，对肺动脉高压患者来说是很危险的，严重时会导致血压下降甚至休克。因此，室上性心律失常一旦发生应积极进行复律治疗，对于伴快速心室率的心房扑动、心房颤动发作时，常用的处理办法有以下几种。

（1）普罗帕酮：5%葡萄糖注射液 20 mL+普罗帕酮 70 mg 缓慢静脉推注，静脉注射起效后改为静脉滴注，滴速 0.5～1.0 mg/min 或口服维持。

（2）胺碘酮：5%葡萄糖注射液 20 mL+胺碘酮 150 mg 缓慢静脉推注，后改为静脉滴注，以 1～1.5 mg/min 维持，6 小时后减至 0.5～1 mg/min，一日总量 1200 mg。以后逐渐减量，静脉滴注胺碘酮最好不超过 3 天。

若反复出现上述心律失常，平时可常规口服抗心律失常药物，常用的有胺碘酮、决奈达隆等，对于预防心律失常的发生有帮助。如果通过药物难以复律时可考虑行电复律或射频消融治疗。

（罗俊）

### 113. 肺动脉高压患者复查必须行右心导管检查确定疗效吗？

右心导管检查在病情的随访，以及疾病严重程度评估上是很重要的一个检查，有些患者可能会担心是不是每次随访，或者复查都需要做右心导管检查，其实不然，右心导管检查并不是每次都需要做。正如最新的肺动脉高压指南指出，肺动脉高压随访患者确定危险分层只需 WHO 心功能分级、六分钟步行距离、BNP 或 NT-proBNP 的抽血结果就可以进行目前病情的评估。而且，右心导管确定的肺动脉平均压并不能代表患者疾病的严重程度，所以复查的患者不是每次都需要行右心导管检查，但有可能在某一次随访中医生会建议做右心导管检查，因为它可以和其他检查指标一起更好地评估病情严重程度。

（罗小琴）

## 二、支持治疗

### 114. 是否所有肺动脉高压患者均需要服用抗凝药物？

肺动脉高压患者由于肺血管受损，比健康人更容易形成血栓。抗凝药物（比如华法林等）不能直接改善肺动脉高压的症状，但可通过防止肺小动脉血液凝固的作用而延长患者寿命。当然，并不是所有的肺动脉高压患者都需要使用抗凝药物进行治疗，我们目前建议慢性血栓栓塞性肺动脉高压的患者需要终身服用抗凝药物，延长患者寿命，改善生活质量；而其他类型肺动脉高压患者尚无证据支持抗凝治疗，但合并矛盾性栓塞的艾森门格综合征以及合并肺动脉原位血栓形成的患者需酌情抗凝治疗。

因此，患者应该首先明确自己是哪一类肺动脉高压，然后再决定是否进行抗凝治疗。

（罗俊）

## 115. 口服抗凝药物如何监测抗凝效果，其注意事项是什么？

肺动脉高压患者服用抗凝药物的目的是减少血栓的形成，但并不是完全阻断凝血过程。目前常用的抗凝药物有华法林以及一些新型口服抗凝药物（比如利伐沙班、达比加群酯、艾多沙班、阿哌沙班等）。对于华法林来说，因为其影响因素较多，对于其抗凝效果的观察，主要指标为国际标准化比值（international normalized ratio，INR），应使其处于一定的范围内。我们建议刚开始服用华法林时每隔 3~5 天抽血检测一次，后面待 INR 稳定后可以把复查周期拉长，每半个月监测一次或者每个月一次。如果 INR 太低，无法有效地防止血栓形成；如果 INR 过高，出血的风险将增加，因此需要经常监测 INR。对于特发性肺动脉高压患者 INR 的维持标准目前还没有共识。大多数北美国家的标准维持在 1.5~2.5，欧洲国家的标准为 2.0~3.0。由于每个患者的病情不同，具体的目标值应遵医嘱。

那么我们在服用华法林时需要注意什么呢？首先要注意的就是出血的风险，在服用华法林期间如果出现皮肤发绀、牙龈出血、鼻出血、尿血、血便或黑便、呕血或肢体麻木、乏力等都应及时到医院就诊。突然出现的头痛或者比平时更加严重可能是颅内出血的征兆。生活中做一些小的改变可减少出血的风险：比如使用更柔软一点的牙刷，选择棉的牙线，剃须刀使用电动的而不是刀片，使用剪刀或者刀具时应小心，避免一些可能会引起损伤的运动(如可能会发生碰撞的运动)。

酒精的摄入可影响华法林的代谢，服用华法林的患者应避免饮酒，饮酒可增加出血的风险。有些食物也会影响华法林的代谢，大量摄入富含维生素 K 的食物可使国际标准化比值(INR)降低，增加了血栓形成的风险，像一些绿叶菜如菠菜、生菜、西蓝花等富含维生素 K。但是并不是说不能食用，或者摄入这些食物，只要保证您每周摄入基本固定量的维生素 K 即可。

由于华法林与许多食物和药物有相互作用，因此最好在晚上固定时间服用(如晚上 8 点)。

而对于新型口服抗凝药物，目前暂时没有特别有效的监测指标来评估抗凝效果，病友在服用过程中，如果出现了牙龈出血、皮下瘀斑、鼻出血这样的情况，影响不大，可以继续服用。但如果出现了呕血、大便带血(黑便、鲜血便)，建议立即就医。

(罗俊)

# 116. 哪些药物会影响华法林的作用？

影响华法林的药物种类很多，我们总结了影响华法林的药物，如下表所示（表3、表4）。

表3　引起华法林抗凝增强的药物

| 药物名称 | 增强抗凝作用的原因 |
|---|---|
| 头孢菌素：头孢孟多，头孢哌酮，头孢唑啉，头孢噻吩，头孢替坦，头孢曲松，头孢唑肟，拉氧头孢 | 抑制肠道菌群合成维生素 K，使维生素 K 依赖的凝血因子合成不足 |
| 大环内酯类：红霉素 | 抑制肝微粒体酶 |
| 其他抗菌药物：甲硝唑，氯霉素，环丙沙星，氧氟沙星，诺氟沙星，四环素 | 通过抑制肝药酶 |
| 抗真菌药物：氟康唑，伊曲康唑，咪康唑 | 抑制肝微粒体酶 |
| 非甾体抗炎药：阿司匹林等 | ①竞争结合血浆蛋白，使游离华法林血药浓度升高。②抑制环氧化酶，减少血小板聚集 |
| 抗心律失常药：胺碘酮，普罗帕酮 | |
| 三环类抗抑郁药 | ①竞争结合血浆蛋白，使游离华法林血药浓度升高。②细胞色素 P450 的抑制剂 |

**续表3**

| 药物名称 | | 增强抗凝作用的原因 |
|---|---|---|
| 西咪替丁 | | 增强抗凝作用 |
| 其他 | 丹参，当归，维生素 E | 可能增强华法林抗凝效果 |
| | 酒精 | 抑制肝药酶 |
| | 别嘌呤醇 | 抑制华法林代谢 |
| | 促蛋白合成类固醇：乙基雌烯醇，雄激素 | 减少凝血因子合成，增加双香豆素类抗凝药受体亲和力 |
| | 糖皮质激素 | 服用抗凝药的患者合用糖皮质激素可诱发胃肠道出血 |
| | 流感疫苗 | 可能引起出血 |
| | 甲状腺素 | 增强华法林受体亲和力 |

**表 4　引起华法林抗凝作用减弱的药物**

| 药物名称 | 减弱抗凝作用的原因 |
|---|---|
| 抗结核药：利福平 | 诱导肝微粒体酶 |
| 抗癫痫药物：卡马西平，苯妥英钠 | 诱导肝微粒体酶 |
| 硫糖铝 | 吸附胃肠道中的华法林使之吸收减少 |
| 抗甲状腺素药物 | 可能降低华法林抗凝效果 |

（罗俊）

## 117. 肺动脉高压患者何时服用利尿药？服用时要注意什么？

肺动脉高压患者在疾病进展过程中，常出现右心功能减退，心脏这个发动机会"衰竭"，这个时候体内的水分会留在身体里，患者会出现腹胀、外周水肿（比如下肢）等，表现为气促。必须要了解自己是否有水潴留，患者在家里可以每天称体重，如果发现在每天的同一个时间点体重有增加（穿同样多的衣服），如体重一天之内上升超过1公斤，连续一周上升3公斤，或者同时有气促加重，这个时候就说明潴留在身体里的水明显多了，需要服用利尿药了。

我们目前服用的利尿药有很多类型，比如氢氯噻嗪、呋塞米、托拉塞米、螺内酯、托伐普坦等，有口服的，也有静脉使用的。患者在家服用时可以单选某一种利尿药，或者联合服用，一般我们选择呋塞米+螺内酯，或者托拉塞米+螺内酯联合治疗。如果利尿效果仍不佳，可以考虑增加利尿药物的使用频率和剂量，甚至使用三联利尿药物，比如呋塞米+螺内酯+托伐普坦。在使用利尿药的时候需要注意，首先每天记录一下体重的变化情况，如果体重每天在减少，那么则可以继续观察；如果体重没有明显变化甚至有升高，那么就需要将利尿药加量了；另外，在服用利尿药的时候需要注意有没有电解质的紊乱，比如低钾，因此在服用利尿药的时候可以适当口服补钾，并定期去医院复查，当然，控制饮食也十分重要，一般来说建议低盐低脂饮食，适当限水，特别是少喝汤，汤内有盐，易蓄积在体内，不利于水肿的消除。

（罗俊）

## 118. 右心衰竭可以使用哪些强心药物？要注意什么？

在右心衰竭的时候我们通常使用的强心药物包括以下几种。

（1）地高辛：地高辛是口服的中效强心苷类药物，在右心衰竭时如果心率不慢（高于70次/分），就可以考虑使用，一天1～2次，一次半片。洋地黄类药物的治疗量和中毒量很接近，所以用药期间还应密切注意有无心悸、恶心、呕吐、视物不清等症状，有条件可抽血化验地高辛的血药浓度。随时观察有无地高辛中毒症状，如有应及时减量或停药。

（2）多巴胺或多巴酚丁胺：属于静脉使用的药物，对于血压偏低的肺动脉高压患者效果较好，同时在使用过程中需要密切监测血压，以及心率的变化。

（3）左西孟旦：属于静脉使用的药物，为钙离子增敏剂，直接与肌钙蛋白相结合，使钙离子诱导的心肌收缩所必需的心肌纤维蛋白的空间构型得以稳定，从而使心肌收缩力增加，而心率、心肌耗氧无明显变化。同时具有强力的扩血管作用，通过激活三磷酸腺苷敏感的钾通道使血管扩张，主要使外周静脉扩张，使心脏前负荷降低，对治疗心力衰竭有利。因此在使用过程中需监测患者的血压，心率的变化情况。

（4）氨力农、米力农：为磷酸二酯酶抑制剂，目前氨力农因为不良反应较大，临床上已较少使用。米力农常以静脉使用为主，静脉注射：负荷量25～75 μg/kg，5～10分钟缓慢静脉注射，以后每分钟0.25～1.0 μg/kg维持。每日最大剂量不超过

1. 13 mg/kg。主要不良反应包括头痛、室性心律失常、无力、血小板计数减少等。过量时可有低血压、心动过速。长期口服因不良反应大，可导致远期病死率升高，已不再应用。

（罗俊）

## 119. 为什么我有肺动脉高压，医生还要用升压药？临床如何使用？

肺动脉高压合并右心衰竭的患者，右心室充盈压明显升高，心排血量下降，导致左心室充盈下降和功能进一步恶化。低心排血量可导致患者血压下降，需要使用正性肌力药，多巴酚丁胺是最常用的正性肌力药物。血压低的患者可能需要升压治疗维持各脏器灌注，去甲肾上腺素是首选的升压药物，可避免心率增快、左心室充盈减少致心排血量进一步下降和左心室舒张末压力升高。在使用利尿药降低容量负荷，肺血管扩张剂降低后负荷，多巴酚丁胺、米力农、地高辛等强心药物仍不能维持血压的情况下，为了维持足够的灌注，使用兼有正性肌力和血管扩张特点的药物是必要的。

目前比较不同血管活性药物预后的研究有限，在明显低血压（收缩压 80~90 mmHg 或以下）的情况下，鉴于 α 受体激动剂固有的正性肌力特性和剂量依赖的血管加压作用，多巴胺、去甲肾上腺素和肾上腺素是很好的增强心肌收缩力、升高血压的药物。钙增敏剂——左西孟旦，可产生剂量依赖性，增加心每搏输出量和心指数，同时还可降低肺毛细血管楔压和肺动脉压，治疗肺动脉高压患者时具有有益血流动力学效应，且具有很好的安全性，药物效应可持续一周。

常见药物的用法用量如下。

（1）多巴胺：持续静脉泵入，2~10 µg/kg，根据血压调整剂量，注意心率。

（2）去甲肾上腺素：持续静脉泵入，2~4 µg/min，根据血压调整剂量。

（3）左西孟旦：首剂 12 µg/kg 静脉注射（>10 分钟），继以 0.1 µg/（kg·min）静脉滴注，可酌情减半或加倍。对于收缩压< 100 mmHg 的患者，不需负荷剂量，可直接用维持剂量，防止发生低血压。应用时需监测血压和心电图，避免血压过低和心律失常的发生；可每周一次重复使用。

此外，对于外周血管扩张引起的顽固性低血压对以上治疗无效的病例，可能需要使用更纯粹的血管加压素如精氨酸加压素，精氨酸加压素引起外周血管收缩，对肺血管阻力的影响较小，并且通过选择性收缩出球微小动脉增加肾小球滤过，具有有益的作用，且可以改善冠脉灌注和降低右心室心肌缺血的风险，但不宜长期使用。

（陈静远）

## 120. 为什么不用降高血压的药物来治疗肺动脉高压？

肺动脉高压患者的血压往往正常，甚至偏低，不需要服用降压类药物。首先，降高血压药物对改善肺血管重构以及舒张肺血管并没有益处，不能降低肺动脉压。如果患者盲目私自用药，可能会导致患者出现血压下降的情况，造成低血压休克，甚至影响患者的生命健康。如果肺动脉高压患者伴有高血压，可以在医生指导下口服降压药，比如氢氯噻嗪片、呋塞米片、硝苯地平控释片等药物，切忌自己私自购买降压药物进行治疗。

（陈雨思）

## 121. 肺动脉高压合并右心衰竭患者的处理原则有哪些？

肺动脉高压患者合并右心衰竭提示病情进展至晚期，预后不佳，对于这一类的患者，建议转诊至专业的肺动脉高压中心进行治疗。目前总体处理原则包括以下几个方面。

（1）处理诱发因素，加强监护：①尽量转至专业的肺血管中心监测包括生命体征、尿量、中心静脉压、中心静脉血氧饱和度及血乳酸水平等，必要时放置右心导管；②处理诱发因素如感染、贫血、心律失常等；排除合并症包括肺栓塞、心肌梗死等。

（2）优化液体管理：容量超负荷既是心力衰竭的结果，也是心力衰竭恶化的诱因。患者体内液体总量增加，分布异常，组织间隙甚至细胞内水分增加，但循环血容量减少。必须去除水钠潴留以阻断恶性循环。①控制出入水量：重症患者每天控制入量在1500 mL 以内，严重者甚至在 1000~1200 mL 以内。严密监测出入量、体重、腹围、肾功能、电解质、尿常规等，避免过度利尿；②容量超负荷时静脉应用利尿药：利尿过程中需要注意患者的血压、白蛋白情况，必要时可以使用升压药及静脉补充白蛋白；但需要注意过度应用袢利尿药,可能导致循环血容量快速下降,引起肾灌注不足,加重水钠潴留,同时有引起肾功能恶化可能;对于袢利尿药效果不佳或合并有低钠血症的患者,可考虑托伐普坦等血管加压素 V2 受体拮抗剂;③利尿效果差时行肾脏替代治疗;④中心静脉压降低时谨慎补充血容量,避免过量补液。

(3)增加心排量,维持血压及器官灌注:右心衰竭患者根据病情可以选择血管活性药物及正性肌力药物。右心衰竭患者首选多巴酚丁胺;合并严重低血压患者可使用多巴胺,也可应用去甲肾上腺素维持血压,增加左心室后负荷使室间隔右移,增加左心室充盈量,但大剂量可能增加肺血管阻力需要适当减量;左西孟旦和米力农在右心衰竭患者中也有很好的疗效及安全性。右心衰竭患者禁用硝普钠、硝酸甘油、硝酸酯类等药物。

(4)降低右心室后负荷:静脉应用肺动脉高压靶向药物治疗时,首选前列环素类药物,可以联用其他靶向药物。

(5)循环支持,考虑肺移植:对于血压血氧不稳定的重症肺动脉高压患者,必要时可采取气管插管、ECMO(体外膜肺支持疗法)等支持治疗,若条件允许可考虑行房间隔造口,并积极完善肺移植相关准备。

(宋洁)

## 122. 哪些肺动脉高压患者可以服用钙离子拮抗剂?

对急性血管扩张试验反应良好的特发性、遗传性和药物引起的肺动脉高压患者方可建议采用高剂量钙通道阻滞剂进行治疗。

急性血管扩张药物试验反应良好的标准，即阳性标准：①患者平均肺动脉压下降到 40 mmHg 之内；②平均肺动脉压下降幅度超过 20%（10 mmHg）；③心排血量不变或者增加。以上三项标准必须同时满足，才可诊断为急性血管扩张试验阳性。急性血管扩张试验阳性提示患者小肺动脉处于痉挛状态，钙离子拮抗剂可以解除其痉挛，因此疗效显著。更重要的是，这类口服药物为临床上较常见的降血压药，相比其他昂贵的靶向药物，在市面上可谓相当便宜。

临床上常推荐使用的钙离子拮抗剂有长效的硝苯地平、氨氯地平、地尔硫䓬等，不同患者对药物的反应性不同。由于钙离子拮抗剂为血管扩张药物，有的还能抑制心肌收缩力，不仅能降低肺动脉压，也能降低体动脉的压力（即血压）。通常情况下肺动脉高压患者由于左心被挤压，心排血量减少从而导致血压偏低，这时如果口服钙离子拮抗剂过量，容易导致血压下降，出现头晕、四肢冰冷、尿少等情况，因此，服用钙离子药物期间要监测血压、心率等。

钙离子拮抗剂如硝苯地平、地尔硫䓬剂量通常较大，硝苯地平每日剂量为 120~240 mg，地尔硫䓬为 240~720 mg，氨氯地平最大至 20 mg，使用时一般从小剂量起始，逐渐加大至最大耐受剂量。后来发现其仅对大约 20% 的患者有效，且大剂量时不良反应明显增加，如体循环血压下降、心功能衰竭加重、诱发肺水肿等。因为只有阳性患者才能从中获益，不然只会加重病情，甚至出现明显的药物不良反应如多毛、体循环血压下降导致头晕、头痛、水肿（扩张全身血管引起）、心慌（硝苯地平可使心跳增快，而地尔硫䓬可使心率减慢等）、烧心（常松弛食管导致胃酸反流)等。

使用 3~4 个月后还应再次行急性肺血管扩张试验重新评价患者对该药物是否依然敏感,进行密切随访再评估。只有在心功能稳定在 I 级或 II 级且肺动脉压降至正常或接近正常情况下才能继续使用。国外研究表明,初次急性血管扩张药物试验阳性患者中仅有约 54% 能够从钙离子拮抗剂治疗中长期获益,约有 46% 的患者则变为阴性。对于肺血管扩张试验无反应的患者,不建议应用大剂量的钙离子拮抗剂类,除非有其他指征建议使用标准剂量(例如,雷诺病)。对于 WHO 心功能 III 级/IV 级或采用高剂量钙离子通道阻滞剂后无血流动力学改善(或接近正常)的患者建议采用特定的靶向药物进行治疗。

(宋洁)

## 123. 什么是肺动脉高压的靶向治疗? 常见的靶向药物有哪些?

通常情况下,肺动脉高压中的第一类(动脉型肺动脉高压)才使用靶向药物,这一类疾病的发生发展过程与肺血管结构和/或功能异常(即肺血管重构)密切相关。针对肺动脉高压发生发展(如抑制肺动脉收缩、促使肺动脉舒张和改善肺动脉重塑等)的药物治疗统称靶向治疗。到目前为止肺动脉高压的发病机制尚未完全阐明,但内皮素通路、前列环素通路、一氧化氮通路是目前参与肺动脉高压发生发展的三大途径。因此,针对这三大通路的药物也是当前主要的治疗肺动脉高压的药物(表5)。①作用于内皮素通路的药物主要有：内皮素受体拮抗剂（波生坦，安立生坦，马昔腾坦）；②作用于一氧化氮通路的药物有吸入的一氧化氮、5型磷酸二酯酶抑制剂（西地那非，伐地那非，他达拉非）和可溶性鸟苷酸环化酶激动剂（如利奥西呱）；③前列环素类药物（依前列醇、伊洛前列素、贝前列腺素钠、曲前列尼尔等）和IP受体激动剂（司来帕格）等。目前，在第四类肺动脉高压（慢性血栓栓塞性肺动脉高压和/或其他肺动脉阻塞性病变所致肺动脉高压）中，有证据显示部分靶向药物治疗有效，如利奥西呱，已经有确切证据证实可以降低该类患者肺动脉压。

表5　常见靶向药物

| 类别 | 名称 | 是否进医保 | 双通道 |
| --- | --- | --- | --- |
| 内皮素受体拮抗剂 | 波生坦 | 是 | 是 |
| | 安立生坦 | | |
| | 马昔腾坦 | | |
| 5型磷酸二酯酶抑制剂 | 西地那非 | 否 | 否 |
| | 他达拉非 | | |
| 前列环素类药物 | 曲前列尼尔 | 是 | 是 |
| 前列环素类受体激动剂 | 司来帕格 | 是 | 是 |
| 可溶性鸟苷酸环化酶激动剂 | 利奥西呱 | 是 | 是 |

（李江）

## 124. 为什么都是肺动脉高压，医生让我服用的靶向药物却不同？

肺动脉高压是一种复杂的疾病，它可以由多种不同的疾病引起。肺动脉高压可以是特发性，也可以是其他疾病的结果，如心脏疾病、肺部疾病、结缔组织疾病等。不同的病因可能需要针对这些病因给出不同的治疗方法。此外，不同类型的肺动脉高压可能涉及血管内皮功能障碍、血管平滑肌细胞增生、血栓形成或炎症等不同的机制。靶向药物通常针对这些特定的病理过程。目前，医生参考以下几方面考虑给药。

（1）疗效和安全性。不同的药物可能在不同类型的肺动脉高压患者中表现出不同的疗效和安全性。例如，某些药物可能在特发性肺动脉高压中非常有效，但在由其他疾病引起的肺动脉高压中效果不佳。

（2）药物的作用机制。肺动脉高压的药物通常通过三种主要的生物途径：前列环素途径、内皮素途径和一氧化氮途径。根据患者疾病的具体特征，医生会选择最适合的药物。

（3）个体化治疗。由于肺动脉高压的表现和严重程度在患者之间存在差异，此外，不同患者对于服药的次数、购药的方便程度以及经济情况都有不同的需求，为了给到患者最优化的治疗，因此治疗通常需要个体化，以满足每位患者的特定需求。

因此，选择治疗肺动脉高压的靶向药物时，医生会综合考虑疾病的类型、病理机制、病因、患者的整体健康状况以及药物的安全性和有效性。

（宋洁）

### 125. 内皮素受体拮抗剂如何发挥作用？

目前在治疗肺动脉高压的靶向药物里面，其中一类就是内皮素受体拮抗剂，比如波生坦、安立生坦、马昔腾坦。其降肺动脉压的作用机制在于能有效地减少肺动脉里面的一些"不好"的因子的释放，我们一起来看看。内皮素-1被认为是最强收缩血管的物质之一，主要由人体内的内皮细胞分泌释放。在各种刺激条件下，如低氧、激素、生长因子、细胞因子及血流和压力条件都可以诱导产生。内皮素-1能促进细胞分裂及血管生成，它也被认为是促炎因子，即参与血管的纤维化和各种炎症致病机制，促进血管平滑肌细胞的增生和成纤维细胞肥大增生。这也是肺动脉高压病理演变中的重要机制。

内皮素-1通过结合被称为内皮素A受体和内皮素B受体的两种不同机制发挥生理作用。两种受体又各存在不同的信号传输位点，通过激活A或B受体，能够引起不同的后续化学反应发挥作用。其中，A受体主要表达在血管平滑肌细胞，与内皮素-1亲和力最强，而B受体表达在内皮细胞和血管床平滑肌细胞，结合血管平滑肌细胞A受体和(或)B受体均能引起血管收缩，导致肺血管压力升高。相反，结合血管内皮细胞上的B受体，产生血管舒张物质如一氧化氮、前列素I2，从而扩张血管导致血管压力下降。

在野百合碱和低氧肺动脉高压动物模型中，大鼠肺组织和右心房内皮素水平升高且血液循环中内皮素-1水平增加，这提示肺是内皮素-1产生的主要部位。阻断内皮素A受体能减轻肺动脉增厚、降低右心室收缩压和抑制右心室肥大。肺动脉高压患者循环和肺组织内皮素-1水平升高，且升高的水平与右心房压力、肺血管阻力增加程度及肺动脉血氧饱和度降低程度相关，甚至与肺动脉高压患者的病死率相关。内皮素受体拮抗剂通过阻断内皮素-内皮素受体信号传导来发挥治疗肺动脉高压的作用。

（宋洁）

## 126. 内皮素受体拮抗剂有哪些药物？服用此类药时要注意什么？

目前临床上使用广泛的内皮素受体拮抗剂是波生坦、安立生坦、马昔腾坦。波生坦是口服靶向治疗肺动脉高压的首个双重内皮素-1A和内皮素B受体拮抗剂。2006年在中国批准上市，波生坦在我国被批准用于治疗心功能Ⅱ～Ⅳ级的PAH。其临床研究的证据主要来自BREATHE系列研究，治疗组患者心功能和呼吸困难得到有效改善，且疾病恶化时间推迟。同时，也有剂量相关的肝脏转氨酶升高的3例(2%)波生坦组患者因剂量相关肝功能异常(转氨酶大于正常值上限)而停药。大量临床试验表明波生坦可以改善血流动力学指标、运动耐量、心功能分级，且减少肺动脉高压患者的临床恶化事件发生率，延长临床开始恶化的时间。服药初始剂量为62.5 mg，每天一次，每次一片，持续4周后增至维持剂量 125 mg，即每天两次，每次一片。对于体重小于 40 kg 的患者，初始剂量和维持剂量推荐均为 62.5 mg。其在用药过程中需要监测肝功能，中或重度肝功能异常和（或）转氨酶大于正常值 3 倍的肺动脉高压患者应避免使用。严重的肾脏损害（肌酐清除率：15~30 mL/min）和轻度肝脏损害（肝硬化 Child-Pugh A 级）不会影响波生坦代谢，因此无须调整剂量。不同性别、年龄或种族也无须调整剂量。与西地那非合用可使波生坦的生物利用度增加 50%。其他与波生坦作用的药物有华法林、他汀类、环孢素、格列本脲、酮康唑和激素类避孕药。地高辛、尼莫地平、氯沙坦对该药血浆浓度没有影响。

波生坦常见的不良反应包括头痛、面红、下肢水肿和肝功能异常，其中最受关注的是转氨酶升高。尽管这些是可逆性反应，但常会导致波生坦的用药依从性减退而退出试验。因此在服药过程中每个月必须监测肝功能，加量时每 2 周须监测。

另外一种药物是安立生坦，是一种丙酸类内皮素 A 受体拮抗剂。现已被批准用于 WHO 心功能 Ⅱ 级和 Ⅲ 级的肺动脉高压患者，推荐剂量为初始剂量 5 mg，每日一次，耐受且没有明显不良反应后可改为 10 mg，每日一次。安立生坦可安全地与西地那非联合应用治疗肺动脉高压。

安立生坦最常见的不良反应为周围性水肿、鼻充血、头痛，与体循环血管扩张相关。其他不良反应有鼻窦炎、鼻咽炎、心悸、呼吸困难、面红、腹痛、便秘。研究中没有患者服药后转氨酶大于正常值上限的 3 倍。因服用波生坦治疗转氨酶升高而停药的患者中使用安立生坦没有致明显肝功能损害，提示安立生坦能够成为服用波生坦停药后肺动脉高压患者的治疗选择。

马昔腾坦(傲朴舒)是一种新型口服起效的非肽类双重内皮素受体拮抗剂，也是目前我们使用比较广泛的内皮素受体拮抗剂，相比于波生坦、安立生坦，其治疗效果更优。在人类细胞学实验中的研究表明，马昔腾坦竞争性抑制受体的能力较其他内皮素受体阻滞剂更强，这一特性更有利于无法结合内皮素受体的内皮素-1迅速降解。另外该药有别于其他同类内皮素受体阻滞剂的特点为：脂质亲和力更强，能更有效穿透细胞膜脂质双层，进而对组织深处内皮素起拮抗作用，故它的组织靶向特异性结合能力更强，进而疗效更显著，并且马昔腾坦较波生坦在肺组织中分布更广。在药效学研究中，监测血浆内皮素-1水平验证了在相同药效时，马昔腾坦剂量仅为波生坦的1/10。健康成人口服马昔腾坦的达峰时间为4~12小时，食物对吸收无明显影响，半衰期为14.3~18.5小时。口服剂量为10 mg，每日一次。马昔腾坦可显著延缓肺动脉高压患者临床恶化进程，并能改善患者心功能分级、活动耐量和血流动力学指标。且与单药治疗相比，序贯联合马昔腾坦治疗可显著降低肺动脉高压患者恶化或死亡风险。马昔腾坦的不良反应包括头痛、支气管炎、鼻咽炎、水肿/液体潴留，严重不良反应为贫血，马昔腾坦及代谢产物对肝脏转氨酶升高影响较小。需严密监测血常规，无须每月常规监测肝功能。

需要特别指出的是，因为对胎儿的致畸作用，所有内皮素受体阻滞剂均对妊娠妇女禁用。

（宋洁）

## 127. 一氧化氮可用来治疗肺动脉高压吗？

　　一氧化氮（nitric oxide，NO）是由内皮细胞产生的，其是体内 L-精氨酸的末端胍基氮原子通过 NO 合成酶催化而成的。NO 分子很小，而且具有很强的脂溶性，所以能很快扩散进入平滑肌细胞，血管周围的平滑肌细胞接收信号后产生舒张反应，使血管扩张，最终导致血压的下降。NO 在心血管系统中发挥作用的可能机制是通过提高细胞中鸟苷酸环化酶（guanylate cyclase，GC）的活性，促进磷酸鸟苷环化产生环磷酸鸟苷（cyclic guanosine monophosphate，cGMP），使细胞内 cGMP 水平增高，继而激活依赖 cGMP 的蛋白激酶对心肌肌钙蛋白Ｉ的磷酸化作用加强，肌钙蛋白 c 对 $Ca^{2+}$ 的亲和性下降，肌细胞膜上 $K^+$ 通道活性也下降，cGMP 的蛋白激酶增强，从而导致血管舒张。由于它同时也会很快渗透出细胞膜扩散进入血液，进入血小板细胞，使血小板活性降低，抑制其凝集和向血管内皮的黏附，从而防止血栓的形成，防止动脉粥样硬化的发生。NO 半衰期极短，仅 3~5 分钟，进入体内后迅速转化为亚硝酸盐和硝酸盐，所以吸入 NO 可选择性扩张肺血管，明显降低肺动脉压和肺循环的阻力，改善肺血流/通气比，而不影响肺循环的压力和阻力。吸入 NO 治疗肺动脉高压选择性高，起效快，但缺点是作用时间短，只有数分钟，而且还有潜在的毒性。NO 对新生儿持续肺动脉高压的控制效果显著。但 NO 通常需要气管插管和借助呼吸机，操作复杂，价格昂贵，应用受到极大的限制。

（宋洁）

## 128. 5 型磷酸二酯酶抑制剂有哪些药物？

肺血管内含大量 5 型磷酸二酯酶（phosphodiesterase type 5, PDE5），该酶是环磷酸鸟苷的降解酶，抑制 PDE5 能够通过激活 NO/cGMP 信号通路扩张肺血管，进而减轻肺血管阻力而治疗肺动脉高压。5 型磷酸二酯酶抑制药可用来治疗勃起功能障碍和肺动脉高压。目前上市的主要有西地那非、伐地那非和他达拉非三种制剂，虽然这三种制剂均具有抑制血管重塑和增强血管舒张作用，但作用对象存在一些差别。西地那非除抑制 PDE5 之外，对 PDE6 和 PDE1 也具有抑制作用。伐地那非也可抑制 PDE6，而他达拉非则对 PDE11 具有抑制作用。西地那非、伐地那非、他达拉非服用后引起肺血管舒张的最大效应时间分别为 60 分钟、40～45 分钟和 75～90 分钟，因此他们的服药频次也有所差异。西地那非和伐地那非的作用时间约 4 小时，而他达拉非作用时间可长达 17.5 小时，即他达拉非是一种长效的药物。

伟哥（俗称西地那非）为辉瑞公司于 1989 年成功研制出的，起初的用途是为了治疗心血管疾病，1993 年研究结果显示该药的半衰期相对较短（4 小时）且与硝酸酯类（如硝酸甘油）有相互作用，因此该药在治疗心血管类疾病方面并未得到肯定。然而，1994 年在两例临床报道中显示西地那非治疗勃起功能障碍有显著疗效，随后在大量患者中证实其治疗勃起功能障碍有效而获得美国药监局及欧洲药品评价局的审批，商品名为万艾可。而对于肺动脉高压的患者而言，令人振奋的是，同年，Sanchez 发现肺动脉高压的患者肺内存在 PDE5 表达上调,随后辉瑞公司率先展开静脉应用西地那非治疗肺动脉高压的对照研究,其中有 80 余例肺动脉高压患者从中获益,肺动脉压及肺血管阻力均显著下降。紧接着,在评价西地那非治疗肺动脉高压的 III 期临床试验(SUPER-1)中,肺动脉高压患者的运动耐量、六分钟步行距离、心功能和血流动力学参数都获得显著改善。因此,西地那非获准在美国和欧洲用来治疗肺动脉高压,SUPER-2 研究显示西地那非单药治疗 3 年后 60% 的患者病情稳定。多年来,大量临床研究均证实了西地那非能改善肺动脉高压患者的症状,且安全及耐受性良好。使用方法为治疗起始剂量推荐 50 mg 或 25 mg,每日两次,如果患者能耐受且效果不理想,可建议在此基础上增加剂量。另外,目前尚不推荐西地那非与其他血管扩张药联合应用。常见的不良反应主要为:因血管扩张作用引起的头痛、面红、鼻衄,以及对 PDE6 和 PDE1 也具有抑制作用而引起的肌肉痛和视觉障碍。上述不良反应为剂量依赖,指的是服药量越大,不良反应也越大,通常来说这些不良反应程度为轻至中度,因此大部分患者可安全适应。

伐地那非(艾力达)是 PDE5 抑制剂中起效最快的,达峰浓度时间为 40~45 分钟。其临床证据主要来自我国的一项多中心随机双盲安慰剂对照试验-EVALUATION 研究,在 66 例肺动脉高压患者中使用伐地那非 5 mg 每日两次治疗后,肺动脉高压患者的运动耐量、血流动力学参数和心功能显著改善,延缓了临床恶化时间。因其价格比前列环素类似物(万他维)及内皮素受体拮抗剂(波生坦、安立生坦等)便宜,因此临床应用前景尤其引人注目。伐地那非的推荐使用剂量为 5 mg,每日一次,根据耐受程度在 2 周或 4 周后改为 5 mg 每日两次维持治疗。

他达拉非(希爱力)吸收迅速,达到峰值血液药物浓度的时间为 75~90 分钟,半衰期为 17.5 小时,药效长于西地那非和伐地那非。是目前上市的 5 型磷酸二酯酶抑制剂中唯一的长效制剂,故可增加患者服药的依从性,使治疗效果最大化。他达拉非似乎没有任何与食物相关的效应,与他达拉非作用的药物有 α 阻滞剂、降压药、避孕药、HIV 蛋白酶抑制剂、酮康唑和硝酸酯类。一项临床随机对照试验(PHIRST)在 406 个肺动脉高压患者(53% 使用波生坦作为基础治疗)中使用 2.5 mg、10 mg、20 mg 或 40 mg 他达拉非每日一次治疗,可明显改善活动耐量、临床症状及血流动力学,40 mg 剂量组可延缓临床恶化时间。初试联合治疗方案中,AMBITION 研究有力地证实了他达拉非联合安立生坦两种长效肺动脉高压靶向药物联合治疗的疗效和安全性。他达拉非一天服用 10 mg 和 20 mg 是安全和耐受的,无严重的不良反应,其不良反应类似西地那非。

(宋洁)

## 129. 服用 5 型磷酸二酯酶抑制剂需要注意什么?

不同种类的 PDE5 抑制剂的不良反应相似,均与剂量相关,可表现为头痛、眼花、脸红、鼻黏膜充血、消化功能紊乱(主要是消化不良和恶心)与肌痛,上述不良反应持续时间短且症状轻微,多呈一过性,长期应用 PDE5 抑制剂治疗肺动脉高压是安全的。但需要注意以下几点:①须在临床专业医生指导下使用;②最近发生过中风和心脏病发作、低血压或某些罕见的遗传性眼病和色素性视网膜炎患者禁用；③禁止与任何一种短效或长效硝酸酯类药物合用，因为已有西地那非与其合用引起严重低血压而导致死亡的报告；④有严重心血管病既往史不宜于性活动和严重肝损害患者，禁用西地那非；⑤严重肾损害、阴茎异常（成角型、海绵体纤维化、纤维性海绵体炎）、易发生异常勃起的患者（镰状细胞贫血、多发性骨髓瘤、白血病）、活动性消化性溃疡和出血症患者慎用；⑥西地那非自上市以来，关于其引起的勃起持续时间超过4小时或异常勃起的不良反应报道虽少，但勃起持续如超过4小时，应立即求医；⑦西咪替丁、红霉素、酮康唑、伊曲康唑等药物能减少西地那非代谢，增加西地那非血药浓度，所以需要合用某些药物时应及时向医生进行咨询；⑧服用西地那非时应避免饮酒，因为会降低药物的效用；⑨眼科专家警告，服用西地那非可导致血压下降，但青光眼患者眼压较高，有3%~5%的人可能出现急性青光眼，可使人一夜失明，即使治好也不能恢复原来的视力，所以有青光眼的患者服用西地那非应谨慎；⑩PDE5抑制剂可能会加重睡眠呼吸暂停；⑪PDE5抑制剂突然停用后可能出现反弹现象，所以需要逐渐减量至停药；⑫有报道儿童使用PDE5抑制剂治疗后出现视神经及听神经受损的情况，甚至有儿童出现不可逆的失明，所以儿童使用本药需谨慎；⑬哺乳期妇女使用本药时应避免哺乳；⑭使用PDE5抑制剂过程中应避免与硝酸酯类和鸟苷酸环化酶激动剂（利奥西呱）等药物合用，以免出现严重的低血压。

（宋洁）

## 130. 5 型磷酸二酯酶抑制剂和可溶性鸟苷酸环化酶激动剂 ( 利奥西呱 ) 可以一起用吗？

　　不建议。5 型磷酸二酯酶抑制剂抑制磷酸二酯酶，减少血管平滑肌细胞内环磷酸鸟苷的降解。临床上用得比较多的鸟苷酸环化酶激动剂就是利奥西呱，它可以增加血管平滑肌细胞内环磷酸鸟苷的产生。二者最终都会使血管平滑肌细胞内环磷酸鸟苷数量增加。两药联合会使低血压发生率明显升高，而患者血流动力学参数或运动能力无明显差异。因此，不建议 5 型磷酸二酯酶抑制剂和可溶性鸟苷酸环化酶激动剂一起服用。

（王天宇）

## 131. 精氨酸可用来治疗肺动脉高压吗？

　　正常人体内肺血管压力的调控就像精密的仪器一样，受到肺血管的收缩和舒张影响，而肺血管的收缩和舒张又是由肺血管内皮分泌的收缩因子和舒张因子共同调控的。在生理条件下，这两种因子处于平衡状态，这是人体的一个自我动态调节机制。当因各种原因这个平衡被打破时，肺血管内皮舒张功能受损，就会影响肺血管压力的改变，导致肺动脉高压的发生。一氧化氮（NO）是主要的血管内皮舒张因子。在肺动脉高压状态下，肺血管内皮舒张功能受损，使肺血管舒张的 NO 生成减少，血管收缩因子占据主导，导致肺血管收缩。这个时候我们就要想办法让肺血管重新舒张，这样肺动脉压才会下降。左旋精氨酸（L-arginine，L-精氨酸）作为内皮细胞合成 NO 的一个重要的前体物质，有着促进血管舒张，维持肺动脉压在正常水平的作用。

目前已证实，NO 可选择性扩张肺动脉而对体循环影响较小，不良反应较少。因此，补充外源性 NO 或其前体物质以改善血管内皮功能，是当前治疗肺动脉高压的一个重要途径。这使得利用 L-精氨酸来治疗肺动脉高压成为许多学者关注的课题。在动物实验中，L-精氨酸对肺动脉高压的治疗作用近来已被广泛证实，但临床上应用 L-精氨酸治疗肺动脉高压的报道较少。虽然有研究发现口服或注射 L-精氨酸能有效减少肺动脉高压患者的平均肺动脉压，并提高患者的运动耐受能力，但目前尚无大规模临床试验证明其确实可以改善预后。因此我们尚不推荐常规使用 L-精氨酸治疗肺动脉高压。我们期待在将来会有更多的研究证实 L-精氨酸治疗的有效性，以便有更多的药物来治疗肺动脉高压。

（罗俊）

## 132. 前列环素类药物的作用是什么？常见药物有哪些？

生理性的前列环素（prostacyclin，PGI2）主要由血管内皮细胞产生。血管内皮细胞膜上磷脂经磷脂酶 A2 或磷脂酶 C 水解释放花生四烯酸，花生四烯酸在环氧合酶的作用下转化为前列腺素 G2（prostaglandin G2，PGG2），PGG2 经过氧化物酶催化转变为前列腺素 H2（prostaglandin H2，PGH2），最后 PGH2 在前列环素合酶作用下生成前列环素。前列环素具有扩张血管、抑制细胞增殖、减少血小板聚集和抗血管炎症的作用。研究表明，PAH患者前列环素合酶减少可导致内源性前列环素浓度下降、血栓素A2（thromboxane A2，TXA2）升高。这提示可以通过补充外源性的前列环素或其类似物恢复前列环素和TXA2动态平衡，以达到治疗肺动脉高压的目的。常见的PGI2及其类似物主要有以下几种。

（1）依前列醇：依前列醇为美国食品药品监督管理局批准治疗肺动脉高压的第一个药物。依前列醇半衰期极短（3~6分钟），可在体内迅速分解，故必须通过中心静脉导管给药。依前列醇与前列环素一样具有血管舒张、抗增殖、抗血小板聚集的作用。一项随机对照试验（randomized controlled trial，RCT）纳入了19例特发性肺动脉高压患者，8周后，接受依前列醇治疗的患者mPAP下降了10 mmHg以上，六分钟步行距离较基线增加了54%，而对照组仅为36%。接受前列环素治疗18个月后，患者的PVR和mPAP均明显下降。有一项大型队列研究对162例使用依前列醇治疗的肺动脉高压患者进行了长期随访：患者的mPAP从（61±13）mmHg下降到（53±13）mmHg，1、2和3年存活率分别为87.8%、76.3%和62.8%，明显高于历史数据的预期存活率58.9%、46.3%和35.4%。这些结果表明，依前列醇不仅可以改善肺动脉高压患者短期症状、六分钟步行距离、血流动力学，还能提高长期存活率，降低病死率。

（2）伊洛前列素：半衰期为15~30分钟，是一种人工合成前列环素类似物，须雾化吸入给药。一项研究纳入了203例重度肺动脉高压患者，经雾化吸入伊洛前列素12周后，干预组六分钟步行距离增加36.4 m，血流动力学、心功能分级、呼吸困难等症状和生活质量得到显著改善。近期有系统评价结果显示，雾化吸入伊洛前列素治疗肺动脉高压安全且耐受性良好。但若仅给予伊洛前列素单药治疗，则远期预后不佳，甚至降低无事件生存率。在病情恶化的患者中使用伊洛前列素可改善症状和血流动力学，但其对患者的长期生存影响尚不确定。

（3）曲前列尼尔：半衰期为 2~4 小时，在室温下稳定，可皮下注射，应用较为安全、方便。一项多中心前瞻性研究纳入了 16 例肺动脉高压患者，经静脉注射曲前列尼尔 48 周后，六分钟步行距离从（332±21）m 增加到（457±26）m，心功能分级至少上升一级（82%），mPAP 下降约 10 mmHg，心指数（cardiac index, CI）提高约 0.9 L/（min·m²）。一为期 12 周的多中心 RCT 纳入 470 例肺动脉高压患者，皮下注射曲前列尼尔，在第 1、6、12 周时分别监测各项指标。结果显示，治疗组六分钟步行距离的中位数变化为 10 m（24~47 m），而对照组基本保持不变，中位数变化为 0 m（44~32 m）；治疗组的体征和症状综合评分从基线的（7.6±0.5）分提高到（8.5±0.5）分，对照组则从（7.5±0.4）分下降到（7.4±0.2）分；治疗组患者的 Borg 呼吸困难评分从基线的（4.3±0.2）分改善到（3.2±0.2）分，而对照组仅从（4.4±0.2）分变为（4.2±0.2）分；此外，治疗组患者的平均右心房压、mPAP、CI、PVR、混合静脉血氧饱和度、生活质量均得到明显改善。无论是静脉或皮下注射还是口服曲前列尼尔，都具有很高的安全性和有效性。

（4）贝前列素钠：是一种可以口服的前列环素类似物，空腹给药后 30 分钟达浓度峰值，口服给药半衰期约为 40 分钟。一项 RCT 纳入了 130 例心功能 Ⅱ 级或 Ⅲ 级的肺动脉高压患者，经

12周治疗后，治疗组六分钟步行距离平均增加25.1 m，Borg呼吸困难指数减少了0.94，但治疗组心功能和肺血流动力学较安慰剂组没有明显改善。贝前列素钠在改善肺动脉高压患者的运动能力和症状方面效果明确，且使用安全，但长期疗效仍有待观察。另一项RCT纳入了116例肺动脉高压患者，试验组在接受肺动脉高压常规治疗的基础上加入贝前列腺素钠治疗1年，每隔3个月评估患者的相关指标。结果显示，试验组较安慰剂组在用药3个月、6个月后六分钟步行距离明显提高，Borg呼吸困难得到改善，但这些指标在第9、12个月时没有统计学差异，并且肺血流动力学和生活质量经测量证实也未有明显改变。由此可知，使用贝前列素钠治疗肺动脉高压的早期阶段可能会产生有益的效果，但这种效果会随着时间的推移而减弱，并且贝前列素钠在改善血流动力学方面明显不足。

（5）司来帕格：是近年上市的新型选择性前列环素受体激动剂，其经酶水解产生长效的活性代谢物，能够高选择性地结合人前列环素受体，扩张血管的效应明显强于贝前列素钠或伊洛前列素。在Ⅱ、Ⅲ期临床试验中，1156例肺动脉高压患者随机接受司来帕格或安慰剂治疗，在第26周，安慰剂组的六分钟步行距离比基线减少了9.0 m，而司来帕格组的六分钟步行距离比基线增加了4.0 m，试验组的脑钠肽水平明显低于安慰剂组。在肺动脉高压双重联合治疗（内皮素受体拮抗剂和5型磷酸二酯酶抑制剂）的背景下，司来帕格的加入仍然可以增加患者的获益，司来帕格组中死于肺动脉高压或因肺动脉高压恶化而住院的患者为102例（17.8%），明显低于对照组的137例（23.5%）。

（陈雨思）

## 133. 前列环素类药物常见不良反应有什么？如何处理？

依前列醇静脉用药的推荐初始剂量为 $1\sim2$ ng/（kg·min），根据患者对药物的反应及临床改善程度逐步加量。但该药目前尚未在我国上市。静脉注射依前列醇不可突然停药，以防肺动脉高压反弹，临床症状恶化。其常见不良反应为头痛、下颌痛、颜面潮红、腹泻、骨骼肌疼痛等。中心静脉给药途径增加了患者发生感染、气栓及中心静脉导管脱位的风险，因此，对静脉导管的护理十分重要。有研究称，中心静脉导管枢纽封闭可使感染率下降。由于操作的复杂性和并发感染的风险，进行依前列醇治疗要有一定的经验。此外，该治疗成本相对较高，且长期应用可能导致患者产生耐药性。

曲前列尼尔的半衰期为 $2\sim4$ 小时，在室温下稳定，可皮下注射，应用较为安全、方便。常见不良反应为注射部位疼痛，其发生率约为 8%。伊洛前列素（万他维）雾化给药的方式使其可直接作用于肺部，从而减少药物剂量和不良反应。常见不良反应有头痛、干咳、颜面潮红、诱发哮喘发作等。贝前列素钠是一种可以口服的前列环素类似物，使用方便。常见不良反应有头痛、颜面潮红、骨骼肌疼痛，主要与其扩张体循环血管有关；罕见的不良反应包括间质性肺炎、肝功能受损等，当发生上述反应时，应暂停用药，必要时及时就医。

（陈雨思）

## 134. 肺动脉高压患者如何正确使用"万他维"?

万他维(商品名)的通用名为吸入用伊洛前列素溶液,规格为 20 μg/支,5 支/盒。根据患者的具体情况选择 10~20 μg 用生理 盐水配成 2 mL 溶液置于雾化器内吸入(若用 10 μg,则加 1 mL 生 理盐水;若用 20 μg,则直接使用 2 mL 原液即可),每天 6~9 次。 为保证夜间休息,可调整为白天每 3 小时一次。万他维通过吸入 的方式,使药物分子沉积在肺泡,直接作用于肺泡壁上的小动 脉。不同的雾化器产生的颗粒大小不同,因此不同的雾化器对吸 入万他维的治疗效果也会有所影响。为确保药物能沉积在肺泡 并产生作用,建议选择厂家配套的雾化器,其雾化颗粒的直径为 3~5 μm,效果最为明显。另外,呼吸模式对万他维的作用也有不 同影响。如果呼吸浅快,药物过多地停留在上呼吸道,进入肺泡 的量就少,导致过多的药物作用于头面部血管,加重不良反应 (常见的为咳嗽、面色潮红、头痛、咽部干痛等)。如果呼吸深 快,呼出的药物量也会增加,从而导致药物浪费。正确的吸入方 式是维持较深较慢的呼吸,吸入药物的时间控制在 8~10 分钟, 这样才能充分地利用药物并减少药物的不良反应。为了使药物 充分被利用,最好在第一次使用前用生理盐水代替万他维进行吸 入训练。正式第一次使用最好在医生监护下进行,以观察是否出 现不适。由于特殊原因,万他维于 2015 年逐步退出中国市场,目 前国内暂时停售。

(李江)

## 135. 曲前列尼尔如何使用才能达到最佳效果？

曲前列尼尔(瑞莫杜林，润漠德霖)是一种在室温下相对稳定、半衰期较长的人工合成前列环素类靶向药物。曲前列尼尔有多种剂型，可通过皮下或静脉持续注射，也可通过吸入或口服给药。在我国，目前批准的只有静脉及皮下的剂型。目前我国使用的瑞莫杜林规格为 20 mg：20 mL。

其皮下给药部位一般为腹部以及双上肢肱三头肌处，静脉给药需要通过深静脉(比如股静脉、锁骨下静脉、颈内静脉等)。皮下及静脉注射起始剂量一般为 1.25 ng/(kg·min)，可根据患者耐受程度逐渐加量，目标剂量一般为 20~80 ng/(kg·min)。研究显示，能耐受 13.8 ng/(kg·min) 以上的肺动脉高压患者，其运动耐量优于耐受剂量较低的患者。

皮下注射曲前列尼尔最常见的不良反应为注射部位疼痛和消化系统症状(如腹痛、腹泻)，其次为面部潮热和头痛等。其中，注射部位疼痛和消化道症状是我国患者停药的最主要原因。对出现明显不良反应的患者可考虑减缓加量速度，并适当予以对症治疗。在临床使用过程中，我们需要监测患者的血压及不良反应。如果患者血压稳定，且没有明显不良反应，那么我们就可以慢慢增加药物的剂量，若能够达到目标剂量，则能获得更好的治疗效果。

(罗俊)

## 136. 新型前列环素类药物有哪些？

目前，随着研发的深入，新型前列环素类药物研发越来越多。已经上市的新型前列环素类药物有司来帕格，它是一种新型的、可口服、人工合成的选择性前列环素受体激动剂，于 2015 年 12 月获得美国食品药品监督管理局（Food and Drug Administration，FDA）批准，用于治疗第一大类肺动脉高压，包括特发性肺动脉高压、结缔组织疾病相关肺动脉高压和先天性心脏病所致肺动脉高压等。与其他前列环素类药物不同，司来帕格具有受体高选择性。临床研究已证实其可显著降低肺动脉高压患者主要终点事件的风险（死亡或相关合并症）。该药已通过国家食品药品监督管理局批准，于 2019 年正式上市，现已经纳入国家医保目录，在全国大部分省市地区患者可以享受双通道报销，自费比例为 30%～40%。

（罗俊）

## 137. 为什么"伟哥"可以用来治疗肺动脉高压？

许多人会问，西地那非（万艾可又称伟哥，国产的商品名为万菲乐、金戈等）、他达拉非（希爱力）等是壮阳药，为什么可以治疗肺动脉高压呢？女性患者也可以吃吗？这些药物又是怎么起作用的呢？

　　早年，西地那非最初被研发用于控制血压和心绞痛，后来发现它的主要疗效其实是扩张阴茎海绵体的血管和肺动脉，所以可以降低肺动脉压，改善右心功能。要具体了解它的作用，我们需要从生理学讲起。

　　我们的血管壁分为内、中、外三层，最里面的那层叫内膜，布满了内皮细胞；中间的那层叫中膜，主要由平滑肌细胞组成；最外层则为外膜，由结缔组织构成。此外我们重点介绍中膜。通常情况下，血管中膜里的平滑肌细胞维持在收缩状态，此时血管腔比较窄，意味着阻力较大，流入的血液量相对较少。当需要增加某处血液流量时，机体发出的信号顺着神经纤维到达此处血管里的内皮细胞。内皮细胞随即释放出一氧化氮（NO）作为神经递质扩散至周围。NO 就是"传令兵一号"，去找下线传达信息，那么下线是谁呢？原来周围的细胞里面有一种蛋白酶，叫鸟苷酸环化酶。这种酶一旦发现 NO 来了，就会立即行动，开始制造环单磷酸鸟苷（cGMP）。cGMP 功能很多，不过在这个系统里，它就是"传令兵二号"，它被制造出来以后就去找平滑肌细胞传达上面的最新指示："别绷着，放松点。"平滑肌细胞收到这些讯息后，就慢慢松弛拉长，整个血管也随之舒张，血液流量自然也就增加了。

　　但是，又有人琢磨了，那要是我又想收缩血管了怎么办？其实啊，这整套机制里，还有个重点角色没出场呢。这个角色就是磷酸二酯酶（phosphodiesterase，PDE）。PDE 属于潜伏在那儿的"破坏者"，它一看到 cGMP 就将其拉到一边，转化为鸟苷三磷酸（guanosine triphosphate，GTP）。当机体传来信号时，cGMP 就被源源不断地制造出来，平滑肌细胞也因此保持拉长的状态。但当大脑不再传来信号时，cGMP 就只有消耗没有产出，原本留下的"传令兵"再多也经不起 PDE 的持续作用。cGMP 一旦消耗殆尽，平滑肌细胞便收不到信号了，就又恢复原本的收缩状态，于是血管收缩，血流量下降到原始水平。

因此，在血流调控机制（图 7）中，"正面角色"包括 NO 和 cGMP，这两者都是能增加血液流量的分子。"反派"则是 PDE，它不干好事，专拖 cGMP 的后腿。这么一总结我们就清楚了，要增加某处的血液供应，有两种办法：一种是增加"干活人手"，即增加传令兵一号（NO）和二号（cGMP）；另一种就是减少拖后腿的，即抑制 PDE5。

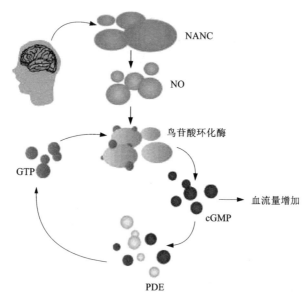

图 7　血流调控制机制图

西地那非是一种 PDE 抑制药，其药理机制采用的就是后一种办法，即减少 PDE 的产生，不拖 cGMP 的后腿，让平滑肌细胞多舒张会儿。

就目前所知，人体内至少有 11 种 PDE 分布在各个部位。其中，PDE5 除了主要分布在阴茎海绵体的血管外，也有很多分布在肺动脉中。知道这点以后，万艾可治疗肺动脉高压就变得顺理成章了。这类药物（PDE5 抑制剂）在结构上恰好和 PDE5 十分契合。当它们与 PDE5 结合时，就没工夫搭理 cGMP 了，于是 cGMP 就能不断累积，从而使此处的血管管径增加、阻力下降，血流量也就增加了。对于肺动脉高压患者来说，肺动脉压下降，右心功能也随之改善。

以上说明至少可以看到治疗肺动脉高压的 NO 途径的几个介入节点：第一，增加 NO 的量（如吸入 NO）；第二，增加 cGMP 的量（如使用鸟苷酸环化酶激动剂）；第三，减少 cGMP 的降解（使用 PDE5 抑制剂）。

（李江）

## 138. 服用司来帕格为什么要逐渐加量到最大耐受量？使用时有哪些注意事项？

我们前面提到，司来帕格是一种新型的前列环素类药物，其主要作用于人体内的一种特定的受体（医学上称为 IP 受体）。司来帕格进入人体后，通过结合 IP 受体发挥作用。由于每个人的体内情况不同，因此 IP 受体数量也各有不同。司来帕格进入人体以后，如果人体内 IP 受体较少，则需要更多的药物来刺激这些受体，这样才能达到降肺动脉压的作用，即需要更多的司来帕格；反之，如果人体中 IP 受体较多，那么只需要一点点的药物，就可以刺激它们，从而达到降肺动脉压的作用。因此，需要服用多少司来帕格，只能通过逐渐增加剂量来确定。当出现不能耐受的不良反应时，我们就可以认为达到了司来帕格的最大剂量。

在服用司来帕格时，我们需要注意以下事项。①药物的不良反应：司来帕格的常见不良反应有头痛、腹泻、恶心呕吐、下颌疼痛、肌肉痛、关节痛、面部潮红。这些不良反应常出现在开始服药的时候，随着服药时间的延长，药物的不良反应会逐渐消失。同时为了降低药物所带来的不良反应，我们建议白天在进餐时服用，晚上在睡前服用。②为何会出现不良反应：如前所述，司来帕格为 IP 受体激动剂，而该受体不仅分布在肺动脉，还分布在全身很多地方，如胃肠道、神经末梢、外周动脉等。因此，该药物会对机体所有存在受体的器官产生作用。③出现不良反应该怎么办？首先，我们要说的是，出现了不良反应，说明司来帕格在人体中发挥了作用，因此这从侧面来说是一个好的现象，不要过于担心。其次，药物的不良反应通常会逐渐减弱直至消失。最后，如果出现了上述不良反应，我们还可以采取对症处理的办法，比如有头痛、下颌疼痛、肌肉痛、关节痛时可以服用止痛药物，出现腹泻时则可以服用止泻药物等。我们不建议在出现不良反应时就立即减量甚至停药。

（罗俊）

## 139. 在哪些情况下可单药治疗肺动脉高压？

根据 2018 年尼斯世界肺动脉高压大会和我国 2021 年肺动脉高压诊治指南，目前在大多数的情况下对于肺动脉高压患者的治疗建议是靶向药物的联合应用。临床试验表明，两种或两种以上不同途径的靶向药物使用远比单药治疗好。仅在以下 7 类潜在人群中可以考虑启动单药治疗。

(1) 特发性/遗传性/药物或毒物所致的肺动脉高压急性血管扩张试验阳性的患者，经过最高耐受剂量的钙通道阻滞剂治疗后，症状、运动能力、PAP 和 PVR 接近正常。

(2) 长期单药治疗史(5～10 年或以上)，且稳定于低危状态的患者。

(3) 75 岁以上，伴有多种危险因素导致左心射血分数保留的心力衰竭患者(如高血压、糖尿病、冠状动脉疾病、心房颤动、肥胖)。

(4) 怀疑或有高度可能合并静脉或毛细血管受累征象(PVOD/PCH)的患者。

(5) 未纳入初始联合治疗的 RCT 研究中的人群：HIV、门静脉高压或未修复的先天性心脏病患者。

(6) 极轻度 PAH 患者(如 WHO 心功能分级 I 级，PVR<4 Woods，mPAP<30 mmHg，超声心动图显示右心正常)。

(7) 联合治疗不适用或禁忌者(如严重肝病)。

除了部分低危和少数中危患者可能适合单药治疗外，大部分低危患者及绝大多数中危患者应启动联合治疗，而高危患者，则有必要应用包括静脉前列环素类的三种不同途径的药物联合治疗。

另外，2022年欧洲心脏病学会发布的肺动脉高压指南中做了一些更改，但从更改以后的指南来看，单药治疗也只适合少部分肺动脉高压患者，大部分患者仍需要联合治疗。

（李江）

## 140. 采用内皮素受体拮抗剂治疗时，肝功能损伤了怎么办？

肺动脉高压患者需要长期药物干预，故在选择药物的时候应尽可能选择不良反应少的药物。药物的不良反应中常见的是肝脏毒性。肝脏是人体解毒和代谢的重要器官，长期服用对肝脏有伤害的药物，可引起药物性肝病，严重者可能发展为肝硬化甚至肝细胞癌。

内皮素受体拮抗剂分为两大类。一类是磺胺类内皮素受体拮抗剂，如波生坦。该类药物可以通过抑制胆盐输出泵引起肝细胞损伤，研究显示肝功能异常发生率为10%。指南建议使用该类药物时要多监测肝功能，至少每个月一次，尤其是在用药前的3~6个月。因此，使用波生坦的患者务必在开始用药前检测肝脏转氨酶水平，并在治疗期间每个月复查一次。如在治疗期间出现肝脏转氨酶升高，应进行剂量调整和肝功能监测。转氨酶升高且伴有肝脏损伤的临床症状（如恶心、呕吐、发热、腹痛、黄疸或不寻常的嗜睡、疲劳）或胆红素水平升高超过正常值上限的 2 倍时，必须停药且不得重新用药。用药前存在既往肝脏损伤，即天冬氨酸转氨酶（aspartate transaminase，AST）和（或）丙氨酸转氨酶（alanine transaminase，ALT）基线值超过正常值上限 3 倍，尤其是总胆红素水平增加超过正常值上限 2 倍的患者，禁用此药。另一类是丙酸类内皮素受体拮抗剂，如安立生坦，这是一种高度选择性的内皮素 A 受体拮抗剂。该类药物的肝毒性较小，无须常规监测肝功能。马昔腾坦是一种新型的组织型双重内皮素受体拮抗剂，具有高度的亲脂性，此药的主要不良反应是贫血，故须严密监测血常规，而无须常规监测肝功能。

（李江）

## 141. 国产仿制药与进口原研药有什么区别？

在治疗肺动脉高压的靶向药物中，不少药物有国产的仿制药，如西地那非（万菲乐、金戈）、安立生坦（华亦坦、普诺安等），其价格便宜，为不少患者减轻了经济负担。因此，患者会经常询问国产仿制药的效果如何？与进口的原研药效果一样吗？

进口的原研药即原创性的新药，需经过对成千上万种化合物层层筛选和严格的临床试验后才能获准上市。每种原研药都有它们的专利保护期，过了专利期后可以被仿制生产。仿制药是指在剂量、质量、作用及适应证等方面与原研药相同的一种仿制品。

仿制药与原研药相比，其药物质量与制造工艺密切相关，不同的制造工艺对其生物学作用和临床疗效都不同。因此，如果没有按照国家要求完成质量一致性评价的仿制药，不能与原研药互换使用。药物固体形态、旋光异构体、成盐情况、工艺杂质等均会影响药物疗效，影响药物的稳定性，有的甚至对人体有害或产生其他的不良反应。另外，生物等效不等同于临床等效，临床等效则需要进一步的临床对比研究以获得可靠的数据。作为新药的原研药在上市前需要经过Ⅱ期和Ⅲ期临床试验，以及上市后更广泛的Ⅳ期观察，具有一定的临床数据基础。比较而言，仿制药在上市前缺乏足够有力的临床研究数据。

临床上有研究发现，在患者治疗过程中，将原研药改用仿制药后仍具有较高的有效性与安全性，风险发生率很低，但目前不能一概而论，也很难预测仿制药的效果。也有些患者将原研药换成仿制药后，病情出现反复，这表明两者在临床疗效等同性方面存在差异。在某些疾病早期使用仿制药时可能效果较好，而随着疾病进展到后期效果则变差，所以在这种情况下仿制药远不如原研药。

因此，在使用仿制药前，应先了解其是否被证明与原研药质量等效，以及要了解临床观察研究的结果。同时，在使用过程中要考虑治疗成本和临床疗效等方面的问题。当然，对于经济负担不重的家庭，仍建议使用原研药物，毕竟其质量更可靠。

（李江）

## 142. 为什么医生推荐联合靶向药物治疗？常见的联合治疗方案有哪些？

根据已阐明的肺动脉高压发病机制，联合应用针对不同治疗靶点的药物，将成为肺动脉高压更为有效的治疗选择。有些靶向药物（如 PDE 抑制剂）可以提高和延长其他药物（如前列环素）的作用。联合治疗指的是用两种或两种以上的药物共同治疗肺动脉高压，达到一种"1+1>2"的效果。通常情况下，联合治疗一般采用序贯治疗和初始联合治疗。序贯治疗是针对心功能不严重的肺动脉高压的患者，先用单一靶向药物进行治疗，如效果不佳，再逐渐联合其他靶向药物治疗。初始联合治疗通常指一开始就使用两种或以上靶向药物治疗。联合治疗的目的是充分发挥各种药物的作用，最大限度降低不良反应的发生。目前的联合用药方案往往从前列环素、西地那非及波生坦/安立生坦中任意选择两种或三种联合。多数专家推荐 PDE5 抑制剂和内皮素受体拮抗剂的联合用于患者长期治疗。对于急性右心衰竭和严重心力衰竭的患者，可以考虑短期联合使用前列环素和 PDE5 抑制剂/内皮素受体拮抗剂。到目前为止，暂时没有靶向药物之间的头对头比较研究，因此首选哪几种靶向药物开始联合治疗肺动脉高压暂无最优方案。

2015 年发表的 AMBITION 研究首次证实，初始联合治疗为肺动脉高压患者提供了更多的获益。这是一项里程碑式的研究，国际上的治疗风向也因为该研究的结果而有所改变。2018 年第六届肺动脉高压大会以及 2022 年欧洲心脏病学会肺动脉高压指南都强调，初始联合治疗可让肺动脉高压患者更好地获益，联合治疗显著优于其中任何一种单一药物治疗。近年来，陆续发表的多项大型临床研究都证实，联合靶向药物治疗比单药治疗效果更好。鉴于肺动脉高压的进行发展特性以及联合治疗的优势，在肺动脉高压早期肺、血管尚未出现严重不可逆病变之前即给予联合治疗，不仅可以防止肺血管重构进一步发展，显著提高治疗效果，延缓肺动脉高压的进展，而且不会显著增加单药治疗的不良反应，使患者更早地从治疗中获益。

（李江）

## 143. 肺动脉高压的起始靶向药物是否联合越多种效果越好？

根据目前的指南，这个问题的答案是否定的。对于不同患者，靶向药物的选择也是不一样的。首先，对于伴心肺合并症的患者，无论危险分层如何，起始治疗均应选择单药治疗，如 5 型磷酸二酯酶抑制剂（西地那非、他达拉非）或内皮素受体拮抗剂（波生坦、安立生坦、马昔腾坦）。之后需定期随访，根据病情制定个体化治疗方案。对于不伴心肺合并症的患者，根据危险分层的不同，其药物选择也不同。对于低-中度风险患者，起始药物选择波生坦/安立生坦/马昔腾坦和西地那非/他达拉非联合使用。对于高风险患者，除了上述两类药物，还需增加皮下或静脉使用的前列环素类似物，如曲前列尼尔。此后进行规律随访，评估危险分层是否变化，如风险降低至低风险，则维持治疗即可。

若评估为中–低风险，则需增加前列环素受体拮抗剂（司来帕格），或将西地那非/他达拉非换成利奥西呱。若风险增加至中–高风险，则需皮下注射曲前列尼尔，甚至需要考虑肺移植。多种药物同时使用时患者可能出现低血压、难以忍受的头痛、肌痛等，故需要密切观察患者的不良反应。因此，肺动脉高压靶向药物的使用不要操之过急，联合用药种类并非越多越好，而应在专家的严密观察指导下使用，以找到适合自己的最佳治疗方案。

（罗小琴）

## 144. 为什么肺动脉高压靶向药物都很贵？如何治疗才省钱？

相对于其他疾病如冠心病、高血压来说，肺动脉高压十分少见，其中特发性肺动脉高压更为罕见，已被列为罕见病。治疗肺动脉高压的药物常称为"孤儿药"。为什么称"孤儿药"呢？这是因为使用治疗罕见病药品的患者很少，像孤儿一样。由于罕见病患者数量少、利润低、药物市场需求少、研发成本高，因此我国对于"孤儿药"的研发几乎处于一片空白。国内药物研发者更多关注的是常见病和多发病的药物研发，而忽视了"孤儿药"的开发。没有国内的竞争，国外药企的"孤儿药"则长驱直入。目前我国罕见病患者的治疗药物基本依赖国外进口，造成很多罕见病患者只能选择昂贵的进口药。肺动脉高压的药物刚上市时，其价格十分昂贵，一般来说靶向药物的治疗费用一个月少则数千元（如PDE5抑制剂），多则数万元（如内皮素受体拮抗剂、吸入或静脉用前列环素类药物），一般普通家庭难以承受这巨大的经济压力。

　　幸运的是，中国政府已经开始意识到这一问题。最近，全国人大常委会有提案建议在国家药品储备中增加治疗特殊疾病、罕见病的"孤儿药"种类，并通过储备库及时调剂此类药物，以保障医院药品的供给。此外，国内有部分省市已经将一些肺动脉高压用药列入医保范围。比如在湖南省，肺动脉高压被列入了省大病医保，99%的肺动脉高压靶向药物也进入了医保特药报销范围，费用从数千元降至千元左右，大大地减轻了患者的经济负担。中华慈善总会也对中低收入家庭的肺动脉高压患者采取赠药的方式，对于马昔腾坦治疗有效的患者如有低保可以免费赠药一年，家庭困难者在购买药物后免费赠予一定数量的药物，这大大减低患者的治疗费用。现在，波生坦、安立生坦、马昔腾坦、利奥西呱、司来帕格、曲前列尼尔已进入国家基础用药目录，其每月治疗费用已大幅下降，同时在大部分省市地区，上述靶向药物已进入双通道报销政策目录中。患者可到当地省市专业的肺动脉高压中心询问相关的政策和申请流程。

　　另外，肺动脉高压患者要定期到专业的肺动脉高压中心随诊并保持联系，关注其微信平台或群信息。这些肺动脉高压诊治中心经常有新药的临床药物试验，这些药物不少已经上市或前期已有很好效果。因此，积极地参与药物临床试验不仅可以节约费用，免费接受一段时间的新药治疗，还能为医学发展作贡献，通过试验取得真实的临床治疗数据，反过来也能更好地为肺动脉高压患者服务。

（李江）

## 145. 哪些肺动脉高压靶向药物入医保了？如何申请双通道报销？

过去，大部分治疗肺动脉高压的靶向药物都很贵，很多患者因为经济原因未服用或者自行减量，导致病情未得到有效控制。因此，越来越多的声音建议将治疗肺动脉高压药物纳入大病保险特殊用药报销目录，让患者得到基本治疗。令人欣喜的是，随着我国经济条件的改善，到目前为止已经有很多治疗肺动脉高压的靶向药物被列入医保或者国家基本药品目录中，在某些省市还进入了双通道报销目录中，这帮助了肺动脉高压的患者得到有效的治疗，延续生命。这些靶向药物包括以下几种。

（1）内皮素受体拮抗剂：安立生坦、波生坦、马昔腾坦。目前，我国已经将波生坦、马昔腾坦列为基本医保目录药物，在全国大部分地区，这些药物也已进入医保双通道报销目录，湖南省的居民同样可以享受药品双通道报销政策。患者需要去医保限定的医院找医生开取证明及处方，然后再回当地医保部门申请报销。

（2）司来帕格：作为新型的 IP 受体激动剂，其有着很好的降肺动脉压作用，已被国家列为基本医保目录药物，同样在全国大部分地区，该药可进行双通道报销，湖南省患者也可以进行双通道报销。

（3）利奥西呱：该药为鸟苷酸环化酶激动剂，针对第一大类的肺动脉高压和慢性血栓栓塞性肺动脉高压有好的效果，目前也进入了双通道报销目录中。

（4）曲前列尼尔：该药我们前面已经提到，是目前唯一可用于静脉给药的降肺动脉高压靶向药物，起效快。在全国大部分地区，该药已进入双通道报销目录中，湖南省患者同样可以进行双通道报销。

双通道报销意思是患者在住院和门诊开具上述肺动脉高压靶向药物时，都可以享受报销的政策。若在住院期间开具上述药物时，则直接从住院费用里面报销。如果是在门诊或者出院后开，需要先找医保审批的具有药物开具资质的医生办理特殊药品申请表，然后携带特殊药品申请表、疾病诊断证明、心脏彩超、右心导管检查等资料至所在医院的医保科盖章，再把上述资料交至当地所在医保部门，待审批通过后，就可以购药了。患者需先以原价购买药物，然后再在所在医保部门进行报销。

（罗俊）

## 146. 初始三联靶向药物降肺动脉压治疗效果如何？

2022 年欧洲心脏病学会肺动脉高压指南提出，对于出现高死亡风险的特发性肺动脉高压、遗传相关的肺动脉高压和药物所致的肺动脉高压患者，应考虑初始联合使用 PDE5 抑制剂、内皮素受体拮抗剂以及皮下/静脉滴注前列环素类似物进行治疗。来自日本的研究表明，对于低/中风险肺动脉高压患者，马昔腾坦、利奥西呱和司来帕格的三联口服药物治疗可充分改善患者的临床指标，并且耐受性良好。来自法国的大样本登记研究认为，三联疗法与肺动脉高压患者的较高存活率相关，尤其是在年轻的高危患者中表现更为突出。

（陈雨思）

## 147. 我感觉症状明显好转，病情稳定后肺动脉高压靶向药物能否减药或停药？

这是很多患者非常关注的问题。肺动脉高压的治疗是一个长期的过程，就好比是一场战斗，开始的时候是保卫战，后面变为拉锯战，最后是反击战。因此对于病情好转甚至稳定的病友，我们认为已经取得了阶段性的胜利，但离最终的胜利还有一段距离，此时药物是否可以减量甚至停药需要更加详细地评估。

首先，我们需要对肺动脉高压的病因进行分类来判断。比如，像先天性心脏病患者，如果已经做了手术，在手术后多次随访，肺动脉的压力以及肺血管阻力都明显下降甚至恢复正常，右心大小也恢复到正常，那么在医生的指导下，可进行靶向药物的减量甚至停药。另外，对于由结缔组织疾病引起的肺动脉高压患者，尽管病情有所好转，但由于疾病本身未治愈，因此靶向药物不能停用，但可以根据病情和复查的情况进行靶向药物的减量。还有像慢性血栓栓塞性肺动脉高压的患者，如果经过积极治疗以后，肺动脉压和阻力能够显著下降甚至恢复正常，靶向药物也可以减量。

总之，靶向药物是否能够减量甚至停用，不能仅凭患者自身感觉良好或自我感觉症状缓解而自行决定，需要医生进行仔细评估才能最终决定。我们建议患者定期复诊，根据复诊的情况来决定下一步治疗方案是否需要调整。

（罗俊）

## 148. 新药索特西普对肺动脉高压的治疗效果如何？

索特西普（Sotatercept）是由 Acceleron 公司（现已被默沙东公司收购）开发的全球首个且唯一靶向治疗肺动脉高压的生物制剂。与以往所有 PAH 的治疗药物不同，它由人ⅡA 型激活素受体的胞外结构域与人免疫球蛋白 G 的 Fc 结构域融合而成，可以阻断激活素和生长因子与细胞膜上的受体结合，从而降低激活素介导的信号传导，平衡抗细胞增殖通路与促细胞增殖通路。

在临床前实验中，索特西普不仅能降低肺动脉压、缓解炎症反应，还能逆转肺血管和右心室重构。2023 年 3 月，默沙东公司公布了临床试验的结果。STELLAR 试验是索特西普的Ⅲ期临床试验，主要目的是评估索特西普在第一类 PAH 患者中的有效性和安全性。结果显示，接受索特西普治疗 24 周的 PAH 患者与接受安慰剂治疗的患者相比，其六分钟步行距离增加了 40.8 m，这表明接受索特西普治疗的患者运动能力得到了提升。此外，在索特西普组中，9 项次要终点中的 8 项较基线都有改善。与安慰剂组相比，在中位随访时间为 32.7 周时，索特西普将患者的疾病临床恶化或死亡风险降低了 84%。

索特西普的临床试验结果表明，索特西普可以在背景治疗的基础上进一步改善 PAH 患者的运动能力，降低死亡和临床恶化风险，逆转肺血管重构。此外，3周一次的皮下注射用药方案，将给患者带来更多的便利，进一步提升患者的生活质量。有关索特西普的其他临床试验仍在进行，我们期待研究顺利进行，期待拥有更多更好的治疗 PAH 的新武器，最终彻底战胜 PAH。

（谭盈洁）

## 149. 吸入剂型的伊马替尼为什么能够降肺动脉压？

　　伊马替尼其实是一个"老药"，它作为治疗白血病的靶向药物，在临床上已经使用了多年，并且有很好的疗效，殊不知，伊马替尼在肺动脉高压治疗领域同样取得了令人欣喜的结果。

　　伊马替尼是一种酪氨酸激酶抑制剂，目前的国际大规模临床研究已经证实其能够有效地改善肺动脉高压患者的症状，降低肺动脉压，但由于口服伊马替尼不良反应多，因此，后续的研究集中在如何尽可能减轻患者的不良反应。美国 Aera Therapeutics 公司现已成功研发出吸入用的伊马替尼，并完成了 Ⅱa 期临床研究，取得了令人欣喜的结果，目前该药已经在进行 Ⅱb、Ⅲ 期临床研究。我们期待该药能够取得良好的结果，为肺动脉高压的治疗提供一个新的靶向药物选择。

（罗俊）

# 三、手术治疗

## 150. 先天性心脏病患者为什么要尽早手术？

简单的先天性心脏病如房间隔缺损、室间隔缺损、动脉导管未闭等，早期病理生理单纯表现为左向右分流，在没有引起肺动脉高压之前，如果及时通过手术纠正阻断异常分流，临床治愈率极高且效果很好。如果没有及时修复，左向右分流导致肺部充血，患者可能经常出现感冒发热，运动能力较同龄人下降等情况。随着时间的推移，其病情可能发展为肺动脉高压以及艾森门格综合征，从而失去手术机会，最终导致右心衰竭和死亡。值得高兴的是，随着肺动脉高压靶向药物的出现以及国家医保政策的支持，许多先天性心脏病所致肺动脉高压患者能够负担得起单药治疗，甚至双药及三药联合治疗。因此，部分没有手术机会的先天性心脏病所致肺动脉高压患者经过一段时间的靶向药物治疗后，可能达到手术关闭缺损的标准，术后继续服用一段时间药物后肺动脉压可能完全恢复至正常。但必须注意的是，即便术前没有肺动脉高压的先天性心脏病患者，术后仍有一定概率发展为肺动脉高压，因此建议先天性心脏病术后患者定期复查超声。

（陈文杰）

## 151. 先天性心脏病患者在经皮介入封堵治疗和开胸修补治疗之间如何选择？

　　传统的先天性心脏病治疗方法依赖外科手术，外科手术方法经 60 余年的临床实践，对常见先天性心脏病如房间隔缺损、室间隔缺损、动脉导管未闭、肺动脉瓣狭窄、法洛四联症等，已取得了成熟的经验。手术可使大部分先天性心脏病患者重获健康，使复杂心脏畸形的患者通过减症手术得以延长生命，改善生活质量。但传统的外科手术治疗仍不可避免地出现一些并发症，如麻醉意外、体外循环带来的各系统的缺血缺氧及再灌注损伤、输血并发症、术后严重心律失常、继发感染以及残余畸形等。此外开胸的创伤也会给患者带来身体痛苦和心理压力等。多年来心脏科医生们一直为寻求既安全有效又可最大限度减少创伤的治愈先天性心脏病的方法不懈努力。由此，不开胸微创介入治疗应运而生。

　　1967 年，国际首次应用不开胸微创介入方法封堵治疗动脉导管未闭，并取得成功。经过几十年的技术摸索和器械改进，目前国际上已在常见先天性心脏病（如房间隔缺损、室间隔缺损、动脉导管未闭、肺动脉瓣狭窄等畸形）的不开胸微创介入治疗上取得了成熟的经验。先天性心脏病介入治疗是在 X 线、超声波等影像技术指引下，将穿刺针及导管沿血管插入心脏目标部位，进行影像学诊断后，对病变部位做定量和定性分析，再选用特制器材对病变实施封堵、扩张或栓塞的治疗方法。介入治疗的方法相对简单,对于房间隔缺损、室间隔缺损、动脉导管未闭畸形,通常采用一根导管穿刺大腿根部的股静脉、股动脉,建立通路,沿此途径将封堵器传送到缺损或畸形通道的部位,将缺损(心房心室"漏洞"或动脉导管)堵闭即完成手术,手术时间通常在 1 小时以内。对于肺动脉瓣狭窄患者,也可经导管建立途径输送球囊至狭窄的肺动脉瓣处进行加压扩张,若扩张后压力下降满意,则手术成功。

介入治疗的优势非常显著,可概括为以下优点:①不开胸治愈先天性心脏病,避免巨大创口、创伤疼痛,避免创口给患者生活学习历程带来社会心理压力;②不需全身麻醉,避免严重麻醉并发症;③不需输血,避免输血过敏和感染肝炎病毒、艾滋病病毒的风险;④术后恢复快,术后 24 小时可下地活动,观察 48 小时后即可出院;⑤封堵效果好,术后 24 小时心脏功能即有明显的改善,对于肺动脉高压的患者可及时观察肺动脉压的变化;⑥远期观察患者恢复良好,没出现封堵器断裂现象,生活质量同正常人;⑦对适合做介入治疗的患者,各种介入治疗的成功率在 98%以上,术后并发症少于外科手术,且同样起到根治效果。

总之,介入治疗目前已成为多数简单先天性心脏病患者治疗的首选治疗方法。一般情况下,放好封堵器后 3 个月心内膜即可长好,给广大非发绀型先天性心脏病患者带来了不开胸治愈的福音。但介入治疗也有缺陷,并非所有的先天性心脏病都能行介入治疗,它对先天性心脏病的条件有一定的要求,如体重过小、特殊位置的室间隔缺损或特殊类型的房间隔缺损等,都不能行介入治疗,一些复杂的先天性心脏病仍要开胸治疗。患者可根据自己的具体情况咨询胸外科及先天性心脏病介入治疗医生。当然,介入封堵治疗可出现封堵器脱落、出血等严重并发症，也存在介入失败等风险，应进行客观评价并制定相应的处置预案。

（李江）

## 152. 先天性心脏病所致肺动脉高压患者该如何治疗？

临床上常见到一些简单的先天性心脏病（如房间隔缺损、室间隔缺损和动脉导管未闭等）患者，因家庭经济不好、父母长辈们医学知识缺乏等多种原因，没有及时进行手术治疗，导致其病情发展为肺动脉高压、右心衰竭，失去手术机会。如果不仔细进行右心导管评估而直接手术，将会带来巨大的风险，甚至加重患者的病情，缩短患者的寿命。作为一线临床医生，每次面对失去手术机会的患者都感到惋惜心痛！疾病的发展给患者本人及其家庭、甚至社会都带来了不必要的影响。希望那些还在迷茫犹豫的患者尽早检查治疗，及时手术，尽可能地争取一个健康的人生！

近年来，随着先天性心脏病治疗的推广和各种治疗先天性心脏病合并肺动脉高压药物的面世，先天性心脏病所致肺动脉高压（PAH - CHD）的诊断和治疗取得了显著进展。越来越多的 PAH-CHD 患者，尤其是已经失去了手术机会的患者，在接受降低肺动脉压药物治疗后部分能获得手术根除心脏畸形的机会。即使无法进行手术治疗，药物治疗也能够改善患者的生活质量，延长患者的寿命。根据病情的发展，PAH - CHD 常见治疗方法如下。

（1）病因治疗：就是直接矫治心脏畸形。在先天性心脏病的早期，可能没有或是合并轻度的肺动脉高压，这时及时手术能根治，并且可从根源上截断肺动脉高压情况的发生。手术也适合先天性心脏病合并动力型肺动脉高压这一类患者，即患者肺血管阻力不高，肺动脉压的升高主要是左向右大量分流所致，此时进行手术治疗能够有效降低肺动脉高压，不过这需要行右心导管检查才能明确。但是，对于肺动脉阻力非常高，甚至存在右向左分流的患者来说，矫治心脏畸形不仅不能降低肺动脉压，还有可能使肺动脉压急剧上升甚至猝死。此外，对于部分肺血管阻力明显增加，但以左向右分流为主的患者，目前可以采用靶向药物治疗。

（2）药物治疗：这是已经失去了手术治疗机会的先天性心脏病合并重度肺动脉高压（艾森门格综合征）患者的唯一选择。药物治疗能够减轻或者逆转肺血管病变，降低肺动脉压，达到延长患者寿命的目的。一般采用传统内科治疗，包括吸氧、药物治疗（如使用利尿药、地高辛和华法林抗凝等）。这是由于吸氧能够减轻肺血管痉挛，降低肺血管阻力，而且对体循环影响不大；利尿药和地高辛等药物的使用能够改善患者心脏功能；抗凝治疗则能够预防肺动脉原位血栓的形成。

（3）联合治疗：包括两种手段，分别是药物的联合治疗和药物加手术的联合治疗。药物和手术联合治疗（treat-repair-treat，T-R-T 策略）需要根据患者的肺阻力情况，采用先药物治疗再修补或封堵缺损，术后再坚持药物治疗。药物治疗能够减轻或者逆转肺动脉重塑，进一步减少肺血管阻力，降低肺动脉压，甚至实现完全治愈。我们中心在近 10 年成功治愈了近 50 例的 PAH-CHD 患者。治疗前，这些患者的肺血管阻力平均大于 10 Woods，平均肺动脉压在 50 mmHg 以上。通过联合靶向药物治疗 1 年左右，肺血管阻力明显下降至 6 Woods 后，再行修补或封堵治疗，治疗效果十分显著。但对于药物治疗后肺血管阻力没有明显下降的患者，手术要十分慎重，不然适得其反。右心导管检查是评估肺血管病变程度的金标准，因此，建议选择有经验的、规范化的肺动脉高压中心进行密切的监测、随访、评估，选择合适的治疗方案十分重要。

综上所述，治疗先天性心脏病的根本办法就是尽早施行外科手术，彻底纠正心脏血管的畸形，从而消除了该畸形所引起的病理生理改变，也就是说病因治疗是关键。学龄前儿童期是施行手术的适合年龄，严重的或有必要时在婴儿期也可施行手术。不能耐受纠治手术的婴儿或儿童，可先行姑息性手术，以部分改善其病理生理变化，再进行靶向药物治疗，为以后行纠治手术创造条件。

（李江）

## 153. 艾森门格综合征患者还能做手术吗？

通过前面的描述，我们应该了解了什么是艾森门格综合征，它是先天性心脏病发展到晚期的一种表现，是指各种左向右分流性心脏病的肺血管阻力升高，使肺动脉压达到或超过体循环压力，导致血液通过心内或心外异常通路产生双向或反向分流的一种病理生理综合征。各种心内、心外畸形，如房间隔缺损、室间隔缺损、动脉导管未闭等均有可能发展成艾森门格综合征。此时患者全身组织脏器供氧不足，循环中大量非氧合血红蛋白会引起发绀。因此，我们知道如果先天性心脏病患者出现艾森门格综合征，往往提示肺动脉压和肺血管阻力很高，这是先天性心脏病进展至晚期的表现。早年国外临床研究显示，如果在艾森门格综合征阶段进行封堵/修补术，患者的存活时间反而会大大缩短。

随着医疗技术的进步，以及肺动脉高压靶向药物的不断研发上市，部分艾森门格综合征患者通过服用肺动脉高压靶向药物，其肺血管阻力和肺动脉压会明显下降。少数患者还接受了封堵/修补手术，术后仍然服用靶向药物治疗肺动脉高压。但这通常为个案报道，长期效果仍需随访观察。因为艾森门格综合征患者即便不手术也能存活较长时间，而进行封堵/修补术后可能缩短生存时间。个人认为是否考虑封堵/修补术一定要十分谨慎，从目前的治疗状况来看，艾森门格综合征的患者基本上失去了手术机会，但随着未来新的药物不断出现，如能强有力地逆转肺血管病变还是有机会进行修补/封堵手术的。

（陈文杰）

## 154. 先天性心脏病所致肺动脉高压患者在什么条件下才能手术？肺动脉压的高低是决定能否手术的条件吗？

我们在前面的问题中已提到先天性心脏病所致肺动脉高压的分类、病理改变及其可能的机制，适时手术有助于终止肺动脉高压，但仍有部分患者在手术后出现肺动脉高压加速进展，甚至死亡。因此，把握适宜的手术指征尤为关键。目前，艾森门格综合征及肺动脉高压合并小缺损/缺损患者禁止行手术治疗，但持续性体-肺分流相关肺动脉高压的手术适应证尚不统一。我们知道肺动脉重塑是肺动脉高压中重要的病理学特征，也是肺血管阻力（PVR）的决定因素。在概念篇（第 8 问）中我们阐述了肺动脉压（pulmonary artery pressure，PAP）、肺循环血量（pulmonary blood flow，Qp）及肺血管阻力（PVR）之间的关系，即 PAP = PVR×Qp，很容易理解 PAP 受 PVR 和 Qp 的双重影响，PVR 反映肺血管病变的严重程度。因此，在临床工作中 PVR（非 PAP）才是决定患者能否手术的重要条件。

目前多数指南推荐 PVR < 5 ~ 8 Woods 或肺血管阻力指数（pulmonary vascular resistance index，PVRI）< 6 ~ 14 Woods/m²、肺循环阻力（pulmonary circulation resistance，Rp）/体循环阻力（Rs）< 0.3 ~ 0.5 及肺循环血量（Qp）/体循环血量（systemic blood flow，Qs）≥ 1.5 时，可以进行手术。在 2022 年欧洲心脏病学会肺动脉高压指南中，建议 Qp/Qs > 1.5 同时 PVR > 5 Woods 的简单先天性心脏病（房间隔缺损、室间隔缺损、动脉导管未闭）患者可以通过手术纠正心脏缺损。我院肺血管病中心 10 余年来一直关注先天性心脏病所致肺动脉高压患者的诊治。本中心研究发现，对于 PVR < 6 Woods、Rp/Rs < 0.5 及 Qp/Qs > 1.5 的先天性心脏病所致肺动脉高压患者手术是安全的，术后随访（最长达 8 年）也证实了此标准下手术治疗是有效和安全的。但与国内外其他同行研究类似，总体的随访时间仍相对偏短，未来仍需要进行更长时间的临床研究。

（朱腾腾 葛良清）

## 155. 无手术条件的先天性心脏病所致肺动脉高压患者吃药后是否有手术机会？

前面提到对于错过手术适应证的患者，如果强行手术治疗会加快患者肺动脉高压的进展，甚至在术后早期出现急性右心功能不全，甚至死亡。但是不代表此类患者完全丧失手术机会，目前有越来越多的肺动脉高压靶向药物应用于临床，靶向药物可明显改善患者血流动力学状态、肺血管阻力及活动耐量情况，甚至对已出现艾森门格综合征的患者，靶向药物治疗同样能够延缓肺动脉高压进展，改善患者生活质量和临床症状。本中心及既往研究均证实丧失手术机会的部分先天性心脏病所致肺动脉高压患者，经靶向药物治疗后肺血管阻力等血流动力学参数明显改善，重新获得手术机会。我们相信，随着医学技术的进步，会有更多治疗肺动脉高压的新药出现，使更多的患者受益。

(李江)

## 156. 先天性心脏病所致肺动脉高压患者手术后还要长期吃药吗？

上一问题我们提到，部分丧失手术机会的先天性心脏病患者经靶向药物治疗后可重新获得手术机会，对于此类药物治疗-修补患者的治疗经验通常是继续用肺动脉高压靶向药物治疗 1～

2 年。其间密切随访观察，定期复查心脏彩超、胸片，发现肺动脉压异常升高情况及时调整治疗方案，部分患者术后经持续靶向药物治疗后，压力未能降至完全正常，如无进行性进展可尝试停药观察。此外，部分术前肺动脉压正常患者术后亦可出现肺动脉压升高，对此类患者治疗原则同特发性肺动脉高压。

（李江）

## 157. 先天性心脏病所致肺动脉高压患者术后停靶向药物前需要做右心导管检查吗？

先天性心脏病患者在进行手术矫正后，是否需要进行右心导管检查以确定是否停止药物治疗，需要根据患者的具体情况和医生的建议来决定。右心导管检查是一种将导管插入心腔内进行的检查，可以帮助医生评估心脏和肺动脉系统的压力、血氧含量和血流情况。在先天性心脏病伴有肺动脉高压的患者中，这种检查对评估治疗效果和术后状况非常有用。但是，是否需要进行这种检查以确定是否停药通常取决于患者的具体情况、手术类型、手术后的恢复情况以及治疗方案。有些情况下，医生可能会依靠临床症状、非侵入性检查和影像学检查（如超声心动图）来评估患者的病情，决定是否停药。如果患者手术后情况良好，症状减轻，且其他检查结果表明肺动脉高压得到了控制，那么医生可能会根据这些情况来决定是否停用药物，而不一定需要进行右心导管检查。然而，对于某些情况，尤其是在患者情况不明朗、治疗效果不确定或存在并发症的情况下，右心导管检查可能是必要

的，以更全面地评估肺动脉高压的情况，并作出停药决策。总
之，决定患者是否进行右心导管检查以确定停药需求应由主治医
生根据患者具体情况进行综合评估和决策。

（陈雨思）

## 158. 肺动脉高压患者合并其他需要手术的疾病时，手术前后应如何处理？

肺动脉高压患者因肺动脉压和肺血管阻力升高，而右心增
大，常合并右心衰竭、血压偏低的情况。因此，我们建议肺动脉
高压患者尽量避免行其他疾病的手术。如果需要行其他疾病的
手术，我们建议在手术前后做好管理。

在手术前，应评估一下患者目前的心功能状态，包括完善动
脉血气、B 型脑利钠肽前体、六分钟步行试验、心脏彩超等检查，
必要时可完善右心导管检查。同时不间断肺动脉高压的治疗，治
疗的目的是保证患者危险分层降为低危状态，这样方能耐受手
术。在手术后，如果有条件可将患者送往重症监护病房观察，可
持续监测患者肺动脉压变化情况，避免感染、贫血等术后并发症
出现，目的是防止术后肺动脉高压危象产生。

（仇海花）

## 159. 肺动脉高压危象是怎么回事？哪些情况下可出现？

　　肺动脉高压危象是肺动脉高压的一个危险的合并症，它是在肺动脉高压的基础上，发生肺血管痉挛性收缩，肺循环阻力升高，右心血排出受阻，导致突发性肺动脉高压和低心排血量的临床危象状态，常发生于术后的 18~48 小时，可提前或延后，被列为围手术期早期死亡危险因素之一。

　　肺动脉高压危象一般在有基础疾病的情况下发生，常见引起肺动脉高压的基础疾病有先天性心脏病、心脏瓣膜病、肺动脉栓塞等。常见诱因为低氧、高二氧化碳、疼痛、紧张、酸中毒、发热、右心导管检查、某些药物比如氯胺酮等。主要表现为突然出现烦躁、呼吸加快、发绀、缺氧、静脉扩张等症状，同时伴有肺动脉压、右心室压、右心房压突然升高和心率加快。现阶段，肺动脉高压危象治疗的关键在于预防，避免引起肺动脉高压危象的诱因。预防措施主要包括保持呼吸道通畅，充分供氧，控制二氧化碳浓度；利用吗啡、芬太尼控制疼痛、紧张；纠正酸中毒；退热降温处理。当肺动脉高压危象急症发生，肺动脉高压危象发生的血流动力学变化主要是右心系统压力突然升高引起左心低排血量，故治疗的关键是一方面降低肺动脉压（可使用静脉的前列环素类药物比如曲前列尼尔等）；另一方面是增加心肌收缩力，维持血压，提高心排血量（常用多巴酚丁胺等）。给药方法可以都经中心静脉给予，也可分别经左右心房给药，也可采用一氧化氮、万他维吸入来降低肺动脉高压，可根据具体情况而定。同时应吸入高浓度氧气、纠正酸中毒等。

（罗俊）

## 160. 房间隔造瘘术对肺动脉高压患者有何帮助？

首先我们了解一下什么是房间隔造瘘术，房间隔造瘘术就是在心房水平人工建立分流，来缓解肺动脉高压患者右心室负荷过重的一种治疗措施。就是在心脏左、右心房之间"戳"个小口子，让右心房的血液能够进入左心房，从而缓解右心房血液过多、减轻肺动脉压的一种方法，通常是在选择肺移植前争取更多等待时间前的姑息性治疗措施。主要适用于经内科治疗无效的重度肺动脉高压患者，即 WHO 心功能分级 Ⅲ～Ⅳ级、反复晕厥或难治性右心力衰竭的患者。

对肺动脉高压的患者，运动耐量、临床症状和预后与右心功能高度相关，而随着肺动脉高压疾病进展，右心室所承受的"压力"会逐渐增大，右心室出现室壁肥厚、扩张，到最后无法应对肺动脉的高压力而出现衰竭甚至死亡，而房间隔造瘘术可作为治疗肺动脉高压的方法之一，也可以帮助重症肺动脉高压患者顺利过渡到肺移植。房间隔造瘘术通过人工建立右向左的分流，减轻右心室压力，降低交感神经过度激活并且能够在动脉氧饱和度下降的情况下提高氧运输，而不对肺循环产生直接的影响。近年来的研究提示，在肺动脉高压早期进行房间隔造瘘术可能会使患者更受益，同时推荐那些尽管接受了药物治疗但仍存在持续右心衰竭体征和/或晕厥的患者进行房间隔造瘘术。在儿童患者中，房间隔造瘘术会显著减少患儿发生晕厥的次数，在部分治疗中，房间隔造瘘术会用于那些拟行肺移植的患者。

当然我们也要注意，房间隔造瘘术并不适合所有的肺动脉高压患者，该治疗有一定风险，需谨慎选择临床适应证。它的禁忌证包括：右心房压力>20 mmHg，静息状态下动脉血氧饱和度<85%等。球囊扩张房间隔造口术多采用球囊逐级扩张法，但瘘口再闭塞率高，因而血流动力学改善难以长期维持。新的造口方法包括使用射频消融导管进行房间隔造口或植入带孔封堵器等，他们的疗效和安全性尚有待证实，目前我国已经有中心在进行房间隔造瘘术的临床研究工作。

（罗俊）


## 161. 什么是肺动脉血栓内膜剥脱术？


慢性血栓栓塞性肺动脉高压（CTEPH）是一种特殊的肺动脉高压类型。当40%~60%或以上的主肺动脉分支被阻塞后即可发展为CTEPH。该病如果不经任何治疗，其生存期为2.8年，自然预后和特发性肺动脉高压的一样差。CTEPH局部的血栓形成可引起阻塞区域远端血管的内皮系统功能障碍及未阻塞区域的压力和流量增加，从而出现继发性肺血管病变而使病情进一步发展，肺血管阻力的持续增加最终导致右心功能失代偿或衰竭。肺动脉血栓内膜剥脱术（pulmonary endarterectomy，PEA）的目的是手术移除肺动脉内的血栓及机化内膜恢复灌注，使通气血流比例恢复平衡，右心室后负荷减轻，避免发生继发性的肺血管病。进行 PEA 的临床指征为：①纽约心功能分级Ⅲ～Ⅳ级；②术前肺血管阻力>3.75 Woods；③血栓位于肺动脉干、叶动脉、段动脉或亚段动脉这些手术可及的部位；④没有严重的伴随疾病。

大多数接受 PEA 的患者，其手术效果非常明显。术后早期肺动脉压和肺血管阻力一般明显下降，同时肺血流量和心排血量得到改善，心室开始恢复性重建；后期患者劳动耐受力增强、生活质量得到明显改善。

（李江）

## 162. 哪些慢性血栓栓塞性肺动脉高压患者适合做经皮肺动脉球囊扩张术？

一直以来外科手术——肺动脉血栓内膜剥脱术（PEA）都是慢性血栓栓塞性肺动脉高压（CTEPH）的主要治疗方法。事实上，通过外科治疗仍有一半的患者无法获益。这些患者包括：①肺动脉远端仍有大面积阻塞患者，由于这些基底段动脉内径小于 5 mm，外科和技术无能为力，即便外科取出中心动脉内膜，肺阻力仍然很高，预后不好；②患者仅有远端肺动脉阻塞，无外科手术机会；③解剖上有机会行外科手术，但有其他麻醉或手术禁忌证。这类患者使用 PAH 靶向药物（利奥西呱、瑞莫杜林）有一定的帮助，但远期结局不佳。对不适合行 PEA 的 CTEPH 患者（机化血栓起于段和亚段一级肺动脉、合并手术禁忌证、拒绝手术等）可尝试行改良的经皮肺动脉球囊扩张术。有多项研究已经显示经皮肺动脉球囊扩张术不但可明显改善 CTEPH 患者的血流动力学参数和症状，长期的随访结果也显示，经皮肺动脉球囊扩张术治疗 CTEPH 患者的 5 年生存率可在 95% 以上。

（李江）

## 163. 慢性血栓栓塞性肺动脉高压患者为什么需要多次行经皮肺动脉球囊扩张术？

慢性血栓栓塞性肺动脉高压是一种慢性进展性疾病，肺血管中的血栓逐渐积累导致血管不断变窄，肺血管阻力升高，从而出现胸闷、气喘等临床症状。经皮肺动脉球囊扩张术是治疗慢性血栓栓塞性肺动脉高压的有效措施，主要是通过球囊扩张狭窄的肺血管，增大血管管腔，减少肺血管的阻力，从而降低肺动脉压改善患者胸闷气促的症状。然而，慢性血栓往往累及多根肺血管，一次肺动脉球囊扩张术往往不能解决所有病变的血管，一次手术之后还存在残余的血管狭窄，因此需要再次或者多次行肺动脉球囊扩张术改善所有的狭窄血管。另外从手术安全角度来说，对于肺动脉压很高的慢性血栓栓塞性肺动脉高压患者，手术之前狭窄远端血管血流较少，压力较低，如果一次手术扩张多支病变血管，导致血液短时间内大量流向远端血管，可能导致肺水肿或咯血等并发症。因此为了患者的手术安全，需要多次行经皮肺动脉球囊扩张术，达到逐渐降低肺动脉压甚至让其完全正常的目的。

（陈文杰）

## 164. 经皮肺动脉球囊扩张术后常见的并发症是什么？如何处理？

经皮肺动脉球囊扩张术常见的并发症包括再灌注肺水肿、咯血、导丝穿破血管和球囊过度扩张导致血管破裂等。

(1)再灌注肺水肿是较为严重的并发症，其发生机制主要为球囊扩张导致肺动脉再通，使原本低灌注的血管床经球囊扩张后局部肺血流量和压力突然增加，导致毛细血管床灌注压骤然上升。一旦出现上述症状，立即抬高床头，双下肢下垂，予以利尿、强心及补充胶体液等治疗。

(2)咯血时可见血氧饱和度下降，喘憋加重，患者返回病房后给予心电监测，观察生命体征及血氧饱和度情况，防止血压过高而再次发生出血，床旁备负压吸引，留置针处于备用状态，观察患者所咯血的颜色及量，如仍咯鲜红色血，可给予止血药物对症治疗，对于用药物无法控制的患者，需再次到手术室行介入栓塞手术。

(3)导丝穿破血管、球囊过度扩张导致血管破裂发生后可用明胶海绵或球囊压迫止血。

（陈文杰）

## 165. 什么时候患者需要准备肺移植/心肺联合移植术？

肺移植/心肺移植术是肺动脉高压患者最后的治疗办法，但不是所有的肺动脉高压患者都建议行肺移植/心肺联合移植术。我们知道,肺动脉高压分为五类(见附录五),其中动脉型肺动脉高压(第一类)是肺移植的主要适应证;肺部和(或)低氧所致肺动脉高压(第三类)、肺动脉阻塞所致肺动脉高压(第四类)及机制未明和(或)多因素所致肺动脉高压(第五类)极少进行肺移植治疗;左心疾病所致肺动脉高压(第二类)不是单独进行肺移植的适应证。

(罗俊)

## 166. 肺移植的适应证和禁忌证有哪些?

对治疗无效或 WHO 心功能分级维持在Ⅲ级或Ⅳ级的肺动脉高压患者,建议行肺移植。肺静脉闭塞症和肺毛细血管瘤缺乏有效治疗药物,应在诊断的同时进行肺移植评估。PH 患者移植评估标准和移植标准,多采用 2014 年国际心肺移植协会更新的标准。

(1)移植评估标准:①经充分内科治疗后仍为 WHO 心功能分级Ⅲ级或Ⅳ级;②疾病进展迅速;③需使用静脉前列环素类似物治疗;④已知或疑为肺静脉闭塞症或肺毛细血管瘤。

(2)移植标准:①包括前列环素类似物在内的药物联合治疗(至少 3 个月),仍为 WHO 心功能分级Ⅲ级或Ⅳ级;②心指数<2 L/(min·m$^2$);③右心房压>15 mmHg;④六分钟步行距离<350 m;⑤出现明显咯血、心包积液或进行性右心衰竭的征象(如肾功能不全、胆红素升高、BNP 或 NT-proBNP 升高等)。

(陈雨思)

## 167. 肺移植的手术方式和肺移植的常见并发症有哪些?

目前国际心肺移植协会推荐绝大部分肺动脉高压患者行双肺移植。由简单分流性先天性心脏病引起的艾森门格综合征患者可选择双肺移植+心脏缺损修补术或心肺联合移植术,室间隔缺损引起的肺动脉高压患者行双肺移植+心脏缺损修补术获益更多。进入等待肺移植名单的受者建议术前进行康复训练,并可从中获益。肺移植的常见并发症主要是缺血再灌注损伤、肺水肿、肺部感染、排斥反应、严重出血等。

(陈雨思)

## 168. 肺动脉高压患者在肺移植或心肺联合移植术术后还会出现肺动脉高压吗?

肺移植或心肺联合移植术是治疗晚期肺动脉高压的最终治疗手段。这些手术通常在其他治疗方法无效时考虑。因为费用高昂,患者等待时间较长,并且对患者来说是关乎生命安全的大事,所以,关于术后问题以及再次患上肺动脉高压的风险,可从以下几个方面考虑。移植成功后的情况:理想情况下,如果移植术成功并且患者身体良好地接受了新的器官,那么原先的肺动脉高压症状应该会得到缓解或完全消失。因为手术移除了受损的肺部和/或心脏,这是造成肺动脉高压的直接原因。虽然移植可以解决原始的肺动脉高压问题，但是患者可能会面临发生其他并发症的风险，包括器官排斥、感染、移植后淋巴增生性疾病等，但是这些情况通常不会以肺动脉高压的形式表现，尽管如此，这些情况如果处理不好，同样会危及生命。因此，移植后，患者需要长期服用免疫抑制剂来防止器官排斥，并定期至医院进行复查以早期发现一些不良反应或潜伏风险。但是，如果肺动脉高压的原因与遗传性或者自身免疫疾病相关，或者与一些不能通过移植解决的根本性问题相关，那么理论上有再次发病的风险。然而，这种情况相对罕见。

（陈静远）

## 169. 何谓肺动脉去神经消融术？其治疗肺动脉高压效果如何？

交感神经过度激活会加快肺动脉高压的疾病进展，而肺动脉去神经消融术是最近提出的利用 10 个电极的消融导管通过部分或完全破坏肺动脉交感神经来治疗 PAH 的介入方法。大致过程主要为首先进行肺动脉血管造影了解血管位置等情况，对肺动脉交感神经进行定位，确定消融部位，并用射频消融的方式破坏定位好的交感神经，造成部分或完全的肺交感神经损坏，从而达到治疗肺动脉高压的目的。

我们知道，肺血管由 3 种不同的神经纤维支配：交感神经、副交感神经和感觉神经纤维。交感神经刺激 α-肾上腺素受体介导血管张力，去甲肾上腺素能纤维被肺动脉血脑屏障内的压力感受器激活，化学受体对动脉氧分压（$PO_2$）水平的降低作出反应，增加交感神经元对交感神经的刺激。迷走神经刺激导致副交感神经激活，进而引发胆碱能介导的肺血管舒张。在过去的几十年里，大量的证据表明交感神经系统过度活跃与 PAH 的进展有关。肺动脉高压患者的肌肉交感神经活动以及心率都存在增加的情况，并且这种情况还预示着不良的预后。因此，肺动脉去神经消融术部分或完全破坏肺动脉交感神经可能对治疗肺动脉高压有益。

那么肺动脉去神经消融术治疗肺动脉高压的效果如何呢？目前已有的证据表明该手术治疗方法对于经靶向药物治疗后无反应的特发性肺动脉高压患者的血流动力学、右心衰竭以及预后有一定的改善作用。然而，肺动脉去神经消融术对于没有靶向药选择的毛细血管前合并毛细血管后的第二大类肺动脉高压患者可能疗效更加明显。总的来说，对于第一大类肺动脉高压的患者，首选治疗方法依然是靶向药物治疗，而对于经靶向药治疗后无反应的患者，可以考虑用肺动脉去神经消融术治疗。然而，该介入手术方法仍在不断探索中，需要更大规模的临床研究去证实其有效性和安全性。

（仇海花）

## 170. 何谓 Potts 分流术？

Potts 分流术起源于 1945 年，是当时用于先天性肺动脉狭窄患儿顽固性缺氧的一种姑息治疗方法。该术式通过创造肺-体分流，相当于是在人体的肺动脉和降主动脉之间"凿"一个口子，让肺动脉的血液流向降主动脉，增加肺循环血流量，改善全身氧供，减轻体循环心室负荷，适用于各种原因导致的终末期肺动脉高压及右心衰竭患者。自 21 世纪初 Potts 分流术首次用于治疗肺动脉高压以来，越来越多的研究表明，与传统肺移植或心肺联合移植术相比，Potts 分流术具有手术简单、早期存活率相当、远期预后更好和医疗花费更少的特点。用 Potts 分流术治疗肺动脉高压的灵感来源于 Cantor 等发现终末期肺动脉高压患者的预期生存期不足 5 年，而成人艾森门格综合征的中位生存期可长达 50 年。2012 年，一项多中心研究用 Potts 分流术替代肺移植术治疗儿童难治性肺动脉高压的研究指出，Potts 分流术术后存活率高达 84.2%，术后 2~5 年的中期随访结果显示患儿症状持续改善。因此通过 Potts 分流术人为建立右向左分流以缓解右心室的压力负荷可能延长终末期肺动脉高压患者的寿命。

（陈文杰）

# 四、其他治疗

## 171. 患肺动脉高压的育龄期妇女可以怀孕妊娠吗？

这是一个很多患者关心的话题，得了肺动脉高压，还能不能怀孕？如果妊娠后发现肺动脉高压，需不需要终止？我们首先应该明白，肺动脉高压患者妊娠期病死率显著升高，一项统计资料显示,妊娠合并肺动脉高压发病率为 11/1000000(英国)。其中 2/3 的患者既往有肺动脉高压史,而 1/3 的患者怀孕前无肺动脉高压,但怀孕期间发现肺动脉高压或有肺动脉高压的表现。妊娠合并肺动脉高压患者的病死率为 30%~50%,所有的死亡发生在产前或产后 35 天内,是妊娠合并心脏疾病中最危险的情况,所以欧洲和美国的指南均把肺动脉高压列为妊娠禁忌。《中国肺动脉高压诊断与治疗指南(2021 版)》指出,肺动脉高压患者妊娠期病死率显著升高,生育期女性患者应严格避孕。尽管急性肺血管扩张试验阳性特发性肺动脉高压患者的妊娠安全性已有明显改善,但仍应在肺血管疾病专科和产科医生的严密随访下进行,剖宫产为此类患者的首选方案。

因此,对于已经明确有肺动脉高压的患者,我们建议禁止妊娠,因为肺动脉高压合并妊娠时,血容量会明显增多,正常孕 20~32 周血容量可超过非孕期的 50%。心率增加和心脏搏出量增加,导致心排出量增加,同时体血管阻力和肺血管阻力下降,分娩时心排出量进一步增加,正常阴道分娩心排出量增加 34%,剖宫产和脊麻时心指数增加 47%。危险期在妊娠第 5~8 个月到产后 48 小时。正常怀孕因生理、激素和血液成分改变而出现血液高凝状态(图 8)。

但同时,因为很多特殊情况,部分肺动脉高压患者抱着侥幸心理怀孕,往往在妊娠期出现明显心力衰竭时才到医院就诊,让医务人员面临巨大诊疗压力,即使如此,我们仍然建议在就诊后尽早终止妊娠。若为孕中晚期的患者,需要产科、儿科、心内科、重症监护、麻醉等多学科会诊,严密监测,及时终止妊娠,最大努力确保母婴平安。但近几年不少患肺动脉高压的育龄期妇女

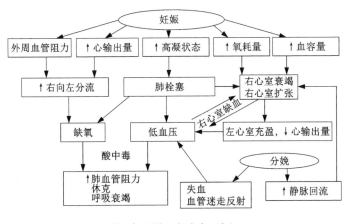

框内↑，增加；框内↓，减少。

**图 8　肺动脉高压患者妊娠状态下血流动力学改变情况**

不听劝阻，坚持妊娠，挑战医学的底线，遗憾的是孕妇死亡事件经常发生，所以再次呼吁，肺动脉高压患者避免妊娠，以免母婴死亡。

（罗俊）

## 172. 结缔组织疾病相关肺动脉高压如何"双达标"？

结缔组织疾病相关肺动脉高压经确诊及全面评估后，应根据患者具体情况制定治疗目标及方案。结缔组织疾病相关肺动脉高压的治疗目标是改善患者生活质量，最大限度地改善患者预后。短期目标是延缓临床恶化的发生，《2020 中国结缔组织病相关肺动脉高压诊治专家共识》以及《中国肺动脉高压诊断与治疗指南（2021版）》推荐双重达标：①结缔组织疾病病情缓解，以医生整体评价法（physician's global assessment，PGA）<1分表示结缔组织疾病处于临床缓解状态；②肺动脉高压临床达标或处于低危状态。

结缔组织疾病病情活动性的评估目前主要依据各结缔组织疾病公认的整体活动性评估体系和针对主要受累器官的评分方法，如硬皮病的改良Rodnan皮肤评分，类风湿关节炎28关节疾病活动评分（disease activity score 28，DAS28），系统性红斑狼疮疾病活动指数（systemic lupus erythematosus disease activity index，SLEDAI）和不列颠群岛狼疮评估组评分，炎性肌病的病情活动度评分和原发性干燥综合征的欧洲抗风湿病联盟疾病活动度指数。结缔组织疾病病情缓解的判断目前主要依据各结缔组织疾病公认的整体疾病活动性评估体系达到完全缓解或低疾病活动度状态。如类风湿关节炎的DAS28<2.6分（完全缓解）或3.2分（低疾病活动度）；系统性红斑狼疮以SLEDAI<4分，或不列颠群岛狼疮评估组评分为C/D/E级表示系统性红斑狼疮病情处于临床缓解状态。应指出的是，大部分结缔组织疾病尚缺乏公认的治疗达标评分标准，而已有的结缔组织疾病疗效评价体系中也大都未纳入对肺动脉高压的考量。因此，需要风湿科医生通过PGA来进行最终的病情达标评判，目前多以PGA<1分为达标标准（PGA 0分表示完全不活动，3分表示高度活动）。

肺动脉高压的临床达标和危险分层在本书"诊断篇第88问"中已详述。

总之，对于结缔组织疾病相关肺动脉高压，需要风湿免疫科、呼吸科、心内科、影像科等多学科诊疗中心根据患者病情制定合理的诊断、评估、治疗、随访策略。

（罗俊）

## 173. 系统性红斑狼疮相关肺动脉高压是否需要免疫抑制治疗？

系统性红斑狼疮（systemic lupus erythematosus，SLE）相关动脉型肺动脉高压（SLE-PAH）患者数在我国结缔组织疾病相关肺动脉高压中占比近 50%。在系统性红斑狼疮相关肺动脉高压的任何阶段，免疫抑制治疗对阻止肺动脉高压的进展十分重要。评估 SLE-PAH 首先需要确定原发病是否活动，脏器受累是否存在可逆性，借以推断免疫抑制治疗逆转肺血管病变的可能性，从而指导免疫抑制治疗方案的选择。推荐根据系统性红斑狼疮病情是否活动及肺动脉高压是否达标来尽可能确定治疗方案。

（1）SLE 活动而肺动脉高压未达标：通常需要积极诱导缓解治疗，即使用大剂量糖皮质激素（对病程短、进展迅速的 SLE 相关肺动脉高压患者，可考虑糖皮质激素冲击治疗）。免疫抑制剂可考虑环磷酰胺、霉酚酸酯等作用较强的药物。

（2）SLE 缓解且肺动脉高压已达标：通常仅需维持缓解治疗，即使用小剂量糖皮质激素。免疫抑制剂可选择长期应用的霉酚酸酯、硫唑嘌呤、甲氨蝶呤或羟氯喹等。

（3）SLE 活动而肺动脉高压已达标：应兼顾 SLE 其他受累系统的病情，具体治疗方案由风湿科医生决定。患者通常需要适度的巩固缓解治疗，即使用中至大剂量糖皮质激素。免疫抑制剂可考虑环磷酰胺、霉酚酸酯或硫唑嘌呤等作用较强的药物。

(4) SLE 缓解而肺动脉高压未达标：这是临床上较为困难的情况，通常在 SLE 维持缓解治疗的基础上加强肺动脉高压的靶向治疗（如靶向药物联合治疗），如肺动脉高压病情仍未改善或进展则需考虑积极进行 SLE 诱导缓解治疗。

（陈静远）

## 174. 患者若有由肺部疾病引起的肺动脉高压应如何进行氧疗？

在第三大类肺部疾病所致肺动脉高压中，慢性阻塞性肺疾病合并有低氧血症是氧疗的最佳指征，长期家庭氧疗（long term oxygen therapy, LTOT）可提高这些患者的生存率，可改善呼吸困难等心肺症状，纠正低氧血症，缓解肺功能恶化，降低肺动脉压，增加运动耐量。对该类患者不必高浓度给氧，避免吸入氧浓度过高引起二氧化碳潴留，加重呼吸衰竭。

指南推荐当外周血氧饱和度<91%或动脉血氧分压<60 mmHg 时建议吸氧，使血氧饱和度>92%。

长期家庭氧疗是指肺部疾病引起的慢性低氧血症患者每日吸氧，持续时间为 6 个月以上，标准的长期家庭氧疗应为每日 24 小时吸氧。目前普遍认同每日至少吸氧 15 小时，使动脉氧分压至少达 60 mmHg，维持动脉血氧饱和度>90%，才能获得较好的氧疗效果。一般采用鼻导管吸氧，也可用面罩、贮氧导管、按需脉冲阀等供氧装置，氧流量为 1.0~2.0 L/min。

　　长期家庭氧疗一定要在医务人员指导下进行，其中的氧气供应来源、给氧方式、氧气流量、每日吸氧时间、疗程等都要有严格的规定。家庭氧疗应该是长期性的，患者需要坚持吸氧 6 个月以上，才能获得较好的氧疗效果。家庭氧疗应为低流量吸氧，吸氧浓度应低于 29%，每分钟吸氧 1~2 L，但每日吸氧至少 15 小时，患者切不可自行缩短吸氧时间。因为短期吸氧非但不能持久纠正缺氧，而且会因吸氧间歇期间的氧分压下降而使得缺氧更为严重，这对控制病情反而不利。吸氧期间要注意保持鼻导管的通畅，每天吸氧完毕，要注意及时清洗鼻导管、湿化瓶，同时往湿化瓶加入一半冷开水。最好每天都记录氧疗时间、氧流量及氧疗后的病情变化，定期去医院进行血气分析复查。学会自我观察，如果在吸氧后发绀减轻、呼吸减慢、平稳、心率减慢或精神好转，表示吸氧有效，应继续坚持，反之则说明家庭氧疗效果差或无效，必须去医院进行治疗，以免病情加重。

（罗小琴）

## 175. 睡眠呼吸暂停综合征引起的肺动脉高压应如何治疗？

　　在睡眠呼吸暂停中，以阻塞性睡眠呼吸暂停低通气综合征最常见，发病率为 3%~17%，其他类型（包括中枢型和混合型）的病变少见且研究不多。随着右心导管、无创多普勒超声及多导睡眠监测技术在临床上广泛应用，我们已经认识到睡眠呼吸紊乱可对肺循环产生影响，形成肺动脉高压。而阻塞性睡眠呼吸暂停低通气综合征引起的肺动脉高压程度一般较轻，解除上呼吸道的狭窄与阻塞可改善肺的低通气状态、纠正低氧水平及肺血管收缩，使肺动脉压下降并恢复正常。因此治疗原发病是关键，主要包括以下几个方面。

（1）一般治疗。减肥，减肥对于减轻甚至消除患者的睡眠呼吸紊乱症状（反复睡眠暂停、憋醒、乏力、晨起头痛等）有明确的作用。睡眠呼吸暂停的症状与睡眠体位密切相关，改变睡眠体位，如侧卧、抬高床头，可缓解症状。药物，常用药物如孕激素、茶碱类药物及一些呼吸兴奋剂等，常被选择应用于临床，但效果不明确。其他的还有戒烟戒酒、应用鼻咽气道及口腔矫正器等。

（2）机械通气。经鼻持续气道内正压通气，可以有效改善夜间睡眠呼吸暂停低通气症状，纠正夜间低氧血症，降低肺动脉压。另外，也可选择双水平气道内正压治疗、自动调压智能呼吸机治疗等。

（3）手术治疗。对上呼吸道结构异常导致的肺通气低于常人者，可采用手术方法，如鼻中隔偏曲可采用鼻中隔矫正术，口咽部狭窄的患者可采用腭垂软腭成形术，下颌后移者可采用正颌手术。

虽然近些年肺动脉高压靶向治疗药物如内皮素受体拮抗剂（波生坦等）、5型磷酸二酯酶抑制剂（西地那非等）、前列环素类药物（贝前列素钠等）已在临床得到应用，并且已有靶向治疗药物应用于慢性阻塞性肺疾病的报道，但目前尚未有研究证实靶向药物可用于治疗阻塞性睡眠呼吸暂停低通气综合征相关肺动脉高压。

（宋洁）

## 176. 慢性血栓栓塞性肺动脉高压可用哪些药物治疗?

慢性血栓栓塞性肺动脉高压属于肺动脉高压分类中的第四大类,是肺动脉高压的常见类型。未经治疗的慢性血栓栓塞性肺动脉高压病死率高,3年生存率为20%~30%。一旦确诊,应尽早去有经验的肺动脉高压中心进行规范化治疗以降低死亡风险。慢性血栓栓塞性肺动脉高压的治疗主要包括药物治疗、手术治疗及肺移植或心肺联合移植术。其中药物治疗是基础且重要的治疗手段,主要包括以下几个方面。

(1)一般药物治疗。当患者存在心力衰竭时,可用强心药物(米力农、左西孟旦等)、减轻水钠潴留药物(呋塞米等)等来显著改善患者症状。

(2)抗凝药物治疗。患者一旦被确诊为慢性血栓栓塞性肺动脉高压,均应启动抗凝治疗。传统抗凝药物主要为华法林,使用该药时应定期监测凝血功能(主要是国际标准化比值),应使其维持在2~3之间,以防止肺动脉原位血栓形成和反复静脉血栓栓塞。相较于华法林,新型口服抗凝药(利伐沙班、阿哌沙班、达比加群酯等)具有起效快、代谢迅速、药物相互作用少、不需要监测凝血功能等优点。新型口服抗凝药应用于慢性血栓栓塞性肺动脉高压的安全性及有效性的证据仍不足,但相较于传统抗凝药仍有其独特的优势。

(3)靶向药物治疗。2018年我国上市的可溶性鸟苷酸环化酶受体激动剂利奥西呱是有循证医学支持的,是对慢性血栓栓塞性肺动脉高压有较好效果的药物,且被优先推荐给这一类肺动脉高压患者。另外,到目前已有许多临床研究证实其他一些靶向药物用于治疗慢性血栓栓塞性肺动脉高压是可行的,主要包括:内皮素受体拮抗剂(波生坦等)、5 型磷酸二酯酶抑制剂(西地那非)、前列环素(曲前列尼尔等)。

(李源昌　葛良清)

## 177. 左心疾病相关肺动脉高压需要靶向药物治疗吗?

左心疾病相关肺动脉高压属于第二大类肺动脉高压,是五大类型肺动脉高压中最常见的一类,占总患者群的 65%~80%。肺动脉高压是左心疾病常见的并发症,并且左心疾病一旦发展成为肺动脉高压即预示着治疗效果欠佳、预后不良,尤其是毛细血管前合并毛细血管后的肺动脉高压(混合型肺动脉高压),因此对于这些患者,规范化管理和治疗显得尤为重要。目前指南推荐左心疾病相关肺动脉高压的治疗主要策略仍是优化潜在的左心疾病治疗,利尿药依然是左心疾病相关肺动脉高压导致液体潴留的基础用药。手术治疗主要包括心室再同步化治疗、左心辅助装置、室内分离装置植入等,其通过降低左心室充盈压来降低肺动脉压。瓣膜性心脏病相关肺动脉高压的治疗原则主要依靠瓣膜修复等手术改善心肺血流动力学,但纠正瓣膜性心脏病后 PAH 仍可能持续进展。

考虑到靶向药物在左心疾病相关肺动脉高压患者获益方面无足够的临床证据,目前指南并未推荐将靶向药物应用于左心疾病相关肺动脉高压。然而，新指南强调对左心疾病相关肺动脉高压患者行右心导管检查区分孤立性肺动脉高压和混合型肺动脉高压，并且建议对混合型肺动脉高压患者实行专业肺血管团队评估，以及个体化肺血管靶向治疗。此外，已有前期研究证实，钠-葡萄糖耦联转运体2（SGLT-2）抑制剂恩格列净可改善射血分数保留性心力衰竭相关肺动脉高压患者预后，可能为这类患者的靶向治疗提供新的可能。

（仇海花）

## 178. 呼吸系统疾病和/或缺氧所致肺动脉高压如何治疗？

呼吸系统疾病所致肺动脉高压分两类：以通气受限为特点的阻塞性肺疾病，以慢性阻塞性肺疾病为主；以容量受限为特点的限制性肺疾病，以间质性肺疾病为主。大部分慢性肺疾病相关肺动脉高压患者的肺动脉压轻中度升高，仅少部分肺动脉压严重升高，即 mPAP ≥ 35 mmHg 或 mPAP ≥ 25 mmHg 合并低心排血量[心指数<2.5 L/（min·m$^2$）]。这部分严重肺动脉高压患者在慢性阻塞性肺疾病患者中占1%左右，需与 PAH 合并慢性肺疾病相鉴别。另外，阻塞性睡眠呼吸暂停综合征患者肺动脉高压患病率为17%~42%，临床医生应高度关注。慢性呼吸系统疾病一旦出现肺动脉高压则意味着预后不良。

对慢性阻塞性肺疾病或间质性肺疾病相关肺动脉高压且合并长期低氧血症的患者，长期氧疗是可选的治疗方法，其他治疗方法包括减少危险因素（如吸烟、粉尘等），积极治疗原发疾病等。目前尚缺乏 PAH 靶向药物治疗此类肺动脉高压疗效和预后的数据。

严重肺部疾病 [ 特发性肺纤维化，用力肺活量（forced vital capacity，FVC）<70%预计值；慢性阻塞性肺疾病，第 1 秒用力呼气量（forced expiratory volume in one second，$FEV_1$）<60%预计值] 和肺动脉压轻中度升高（25 mmHg<mPAP<35 mmHg）者，不建议进行 PAH 靶向药物治疗，因为在扩张肺血管同时会影响肺气体交换而加重缺氧。但对存在与原发性肺部疾病不匹配的严重肺动脉高压患者建议到肺血管疾病区域医疗中心进行个体化评估。严重睡眠呼吸障碍患者，行无创通气长期治疗可改善血流动力学参数和右心功能。

慢性高原缺氧是导致肺动脉高压的常见原因，而我国作为慢性高原病医疗负担最重的国家，这一问题尤为突出。高原性肺动脉高压的首要治疗方法是移居至平原地区，大多数患者在离开高原地区后肺动脉高压可完全或部分缓解。高原性肺动脉高压的药物治疗分为支持疗法与 PAH 靶向药物治疗。支持疗法包括抗凝治疗，由于肺血管内微血栓形成参与肺动脉高压的发生，因此对没有抗凝禁忌的患者建议应用抗凝药治疗。靶向药物包括前列环素类似物、内皮素受体拮抗剂及 5 型磷酸二酯酶抑制剂。有研究证实波生坦可改善高原性肺动脉高压患者的肺血流动力学状态及减轻肺水肿。多项研究发现西地那非、伐地那非等 5 型磷酸二酯酶抑制剂及酪激酶抑制剂法舒地尔也可显著改善高原性肺动脉高压患者的症状和血流动力学参数。此外，通心络胶囊、红景天等药物可能也有一定疗效，但仍有待进一步研究来证实。

慢性血栓栓塞性肺动脉高压的治疗包括基础治疗、手术治疗、介入治疗和药物治疗。

基础治疗主要包括：长期抗凝治疗（抗凝治疗可预防深静脉血栓复发及肺动脉原位血栓形成，防止栓塞病变的进一步加重，因此对于 CTEPH 患者推荐终身抗凝，抗凝药物通常选择华法林）、家庭氧疗、改善心功能和康复治疗等。在第 176 问中我们已经进行了详细介绍。

手术治疗：肺动脉血栓内膜剥脱术（PEA）是治疗 CTEPH 最有效的方法，部分 CTEPH 患者可通过手术完全治愈。

介入治疗：对于部分 CTEPH 患者，可行球囊肺动脉成形术（balloon pulmonary angioplasty，BPA）治疗，BPA 能明显改善患者症状和血流动力学指标。BPA 适用于存在远端慢性血栓栓塞但不宜行 PEA 的患者，或者 PEA 后存在残余 PH 或复发性 PH 的患者。BPA 的主要并发症为肺血管损伤和再灌注肺水肿。

药物治疗：虽然 PEA 是大多数 CTEPH 患者的首选治疗方法，但仍有约 40% 的患者由于血栓位置难以触及而不适合行 PEA。可溶性鸟苷酸环化酶激动剂（利奥西呱）等靶向药物可改善 CTEPH 患者的活动耐力或血流动力学，可用于不能行 PEA、PEA 后持续或复发肺动脉高压的 CTEPH 患者。在不能手术或术后复发/持续肺动脉高压的 CTEPH 患者中，用利奥西呱治疗 16 周后显著改善了患者的六分钟步行距离、WHO 心功能分级以及血流动力学。

（罗小琴）

## 179. 肺静脉闭塞症/肺毛细血管瘤如何治疗？

肺静脉闭塞症（PVOD）/肺毛细血管瘤（PCH）预后极差，确诊后1年病死率高达74%，目前无明确有效的药物治疗方案，常规治疗措施包括：氧疗、戒烟、强心、利尿、抗凝。吸氧可改善患者低氧血症，利尿强心有助于改善患者右心功能，抗凝治疗可减少微血管血栓形成，但由于PVOD有隐匿性肺泡出血，对抗凝治疗的收益及风险尚缺乏系统性评估，需谨慎使用。《中国肺动脉高压诊断和治疗指南（2021版）》推荐的治疗措施有氧疗、大剂量利尿药，以及从小剂量开始逐渐加量的依前列醇，同时建议PVOD/PCH患者到有经验的肺动脉高压中心进行诊治。

治疗肺动脉高压的靶向药物，如前列环素、磷酸二酯酶抑制剂及内皮素受体抑制剂等血管扩张剂，在PVOD/PCH中的使用仍存在争议。由于上述靶向药物主要作用于肺动脉及毛细血管前动脉，而对肺静脉作用较弱，可能导致肺血流量增加，从而有加重肺毛细血管静水压、引起急性肺水肿的风险。但是，也有文献报道应用依前列醇、伊洛前列腺素、西地那非、波生坦可以改善患者临床症状。《中国肺动脉高压诊断和治疗指南（2021版）》中推荐疑有PVOD/PCH患者应在严密观察下谨慎使用PAH靶向药物治疗，一旦肺水肿加重应立即停药。确诊患者如果药物治疗效果不佳，需尽快考虑肺移植。

对于PVOD/PCH目前唯一肯定有效的治疗方案是肺移植，移植后生存率和特发性肺动脉高压（IPAH）相似，目前尚无经病理学证实的移植后复发的报告，但是由于 PVOD/PCH 进展较快，在等待移植过程中死亡风险比较高，因此，推荐有条件的 PVOD/PCH 患者一经确诊应立即前往移植中心完善相关评估并尽早移植。

近年来，有文献报道应用血小板源性生长因子受体拮抗剂伊马替尼治疗 PCH 取得了一定疗效，但由于病例有限，其应用前景还有待进一步的临床研究来证实。另外，也可以考虑静脉应用血管生成抑制剂，但并不作常规推荐。

（熊贤良 葛良清）

## 180. 门脉高压相关肺动脉高压如何治疗？

门脉高压相关肺动脉高压尚无统一的治疗方案，治疗目标以缓解症状、提高生存质量、促进早期肝移植、延长生命为主。基础治疗包括吸氧、适当利尿和治疗原发病等。对肺动脉平均压（mPAP）>20 mmHg，心排血量增加，以及 PVR≤2.0 Woods 的患者，建议密切随访，不建议行靶向药物治疗；而对于 mPAP>20 mmHg 及 PVR>2.0 Woods 的患者，建议初始行单药靶向药物治疗；在靶向药物中，内皮素受体拮抗剂、5 型磷酸二酯酶抑制剂、前列环素类药物可单药或联合使用。

有研究表明单药或联合西地那非/他达拉非或波生坦/安立生坦/马昔腾坦可改善 WHO 心功能分级、六分钟步行距离、BNP 或 NT-proBNP，但这项研究对象大多数为 Child-Pugh A 级的患者。另一种治疗方法为肝移植，但肝移植前后仍需使用靶向药物来降低围手术期风险。无论治疗方式如何，均需考虑自身肝脏疾病的严重程度。

（罗小琴）

## 181. 先天性心脏病所致肺动脉高压患者术后什么时候可以怀孕？

目前，先天性心脏病所致肺动脉高压患者术后怀孕时机的选择，尚未形成统一的指南和专家共识。通常认为先天性心脏病所致肺动脉高压患者，如果肺血管阻力不高且存在较大的分流量，即动力型肺动脉高压，可以进行缺损封堵或修补。进行缺损封堵/修补后可能需要继续服用靶向药物，同时进行密切随访和复查，通过综合评估患者的临床症状、生化检查、心脏超声及右心导管检查结果，可以逐渐减少靶向药物的剂量，甚至停药，停药后仍然需要进行多次复查。停药后如果半年或者一年后肺动脉压仍然处于正常范围，右心导管显示肺血管阻力正常的患者可以尝试怀孕。然而怀孕期间孕妇全身血流量明显增加，可能让原本正常的肺动脉压再次升高，增加妊娠风险，因此怀孕期间孕妇需要定期规律地监测肺动脉压，经多学科团队评估后决定是否继续妊娠。

（陈文杰）

## 182. 纤维性纵隔炎所致肺动脉高压如何治疗？

纤维性纵隔炎是一种罕见的疾病，其特征是纤维组织在纵隔内过度增生，导致纵隔结构受到挤压和压迫。这种情况可能引起多种症状，包括呼吸困难、咳嗽、胸痛以及偶尔可能引发肺动脉高压。肺动脉高压发生在纤维性纵隔炎中可能由以下原因引起。①纵隔结构受压：纵隔内纤维组织的异常增生会压迫周围的结构，包括肺动脉和其他血管。这可能导致肺动脉受到压迫、变得狭窄，最终导致肺动脉高压的发生。②阻塞和压迫：异常的纤维组织增生可能在纵隔内形成压力，阻塞正常的血液循环，包括肺动脉、肺静脉，故可能导致血流受阻和肺动脉高压。

治疗纤维性纵隔炎和由此引起的肺动脉高压有多种治疗方法。

（1）对症治疗：针对症状进行治疗，如使用支气管扩张剂或镇痛药来缓解呼吸困难和胸痛。

（2）免疫抑制治疗：在一些情况下，免疫抑制剂可能被用于控制纤维组织的过度增生。

（3）手术干预：对于症状严重的患者，手术可能是一种治疗选择。手术包括解除纵隔压力、减轻对周围结构的压迫，或部分切除异常纤维组织，也可以通过介入支架植入解除血管的狭窄。

（4）对症治疗肺动脉高压：如果是纵隔疾病导致的肺动脉高压，需要采用治疗肺动脉高压的靶向药物（例如血管扩张剂等）来减轻症状和改善血液流动。

对于纤维性纵隔炎所致肺动脉高压患者，治疗方法应该由专业医生根据患者的具体情况和症状来确定。综合治疗包括药物治疗、手术干预和对症治疗，以缓解症状并尽可能减轻纵隔结构的压力。

（陈雨思）

## 183. 未来治疗肺动脉高压有什么药物和新的手段？

现阶段批准的肺动脉高压治疗药物主要以调控肺血管的收缩和舒张的平衡来改善症状。随着对肺动脉高压发病机制的深入了解，未来的药物治疗主要集中在血管重塑的病理机制及特异性信号传导途径上。目前，一些更安全、有效、耐受性好、便携的新型药物正在进行临床研究，有望在不久的将来在临床上得到应用。

Sotatercept（索特西普）是 Acceleron 公司（现已被默沙东公司收购）开发的全球首个且唯一靶向治疗肺动脉高压的生物制剂。与以往所有治疗肺动脉高压的药物不同，该药物由人ⅡA型激活素受体的胞外结构域与人免疫球蛋白 G 的 Fc 结构域融合而成，能够阻断激活素和生长因子与细胞膜上的受体结合，从而抑制激活素介导的信号传导，平衡抗细胞增殖通路与促细胞增殖通路。

（1）Sotatercept（索特西普）的详细资料可见本书第 148 问。

（2）酪氨酸激酶抑制剂伊马替尼是既往用于治疗白血病的药物，最近的临床研究证实其能有效降低肺动脉高压，目前由 Aera Therapeutics 公司发起的吸入用伊马替尼现已进入Ⅱb 期到Ⅲ期的临床研究，有望在将来成为治疗肺动脉高压的新药物。尼洛替尼是第二代口服酪氨酸激酶抑制剂，目前一项持续 24 周的安慰剂对照 II 期临床研究正在进行，风险及收益评估依然是重要的观察内容。但其他酪氨酸激酶抑制剂如 Dasatinib 及 Sorafenib 在单中心临床试验中被证实恶化了肺血管血流动力学且不良反应明显。

（3）基因靶点：*BMPR2* 是肺动脉高压的重要易感基因，*BMPR2* 介导的信号通路是重要的病理机制干预靶点。迄今为止，唯一正在用于 II 期临床试验的是 FK506（Tacrolimus），它能够通过靶向结合 FKBP12 来激活 *BMPR2* 介导的信号通路。基于所有的肺动脉高压患者中都存在该信号通路的损伤，基因治疗尝试从该信号通路各个方向干预，如 Chloroquine 能够抑制溶酶体降解BMPR2 蛋白；Ataluren 能够增加转录的敏感性，修复由突变产生转录终止导致的蛋白质降解；Sotatercept 是一种新型受体融合蛋白，能够通过抑制 TGF-β 通路来增加 *BMP* 信号通路的活性……这些药物在未来均有望带来临床获益。

（4）表观遗传调控和 DNA 损伤修复：即使对肺动脉高压的表观遗传学研究知之甚少，在细胞和动物实验中已经证实组蛋白去乙酰化抑制剂能够治疗肺动脉高压，但仍需研究设计新的亚型用来避免该类制剂的心血管毒性。DNA 损伤的修复药物 Olaparib为一种 DNA 多聚合成酶抑制剂，已经在动物实验中逆转肺动脉高压。该药正用于乳腺癌治疗的 I 期临床试验，并有望用于治疗心功能 II ~ III 级的肺动脉高压患者。

（5）代谢、炎症和免疫因素：胰岛素抵抗与肺动脉高压的病死率相关，抑制胰岛素抵抗的相关药物的临床试验正在进行中，旨在改善右心室功能并改善肺血流动力学。另外，氧化磷酸化及糖代谢的药物，Dichloroacetate 也被认为能够治疗 PAH。Rituximab 作为一种 CD20 单克隆抗体，其治疗结缔组织疾病相关肺动脉高压的研究也正在进行。另外，Tocilizumab 为白介素-6 的拮抗剂，其可用来治疗肺动脉高压。Elafin 为内源性弹力蛋白酶抑制剂，也因其促凋亡及减少新生内膜病灶的作用有望应用于临床。有研究表明铁缺乏与肺动脉高压的预后相关，开放标签的铁剂替代试验表明铁剂治疗组运动耐量改善，并且近期相关的双盲试验即将完成。

（6）雌激素信号通路：芳香环酶能够将雄激素转化为雌激素，它在肺血管重塑方面发挥重要作用。Anastrozole 是一种芳香环酶抑制剂，已经在一项小型的临床试验中被证明可以改善六分钟步行距离。

（7）5-羟色胺受体拮抗剂：5-羟色胺既是血管收缩剂也对肺血管细胞有促增殖作用。Terguride（特麦角脲）是强有力的 5-羟色胺受体拮抗剂，能够抑制高度表达于肺动脉的 5-羟色胺受体，从而调控肺动脉高压发病过程，目前特麦角脲的 II 期临床研究正在进行。Tryptophan hydroxylase 1 是 5-羟色胺合成的限速酶，其抑制剂的临床研究也有望在未来开展。

（8）肺动脉去神经术：该术式为一种干预性的治疗方法，阻断了肺循环的交感神经，该术式目前已经在特发性肺动脉高压、左心疾病所致肺动脉高压中取得很好的效果，有效地降低了肺动脉压和阻力。在一项纳入 13 例患者的单中心试验中通过心导管治疗进行了该手术，患者的平均肺动脉压明显下降，并增加了六分钟步行距离。现阶段更多的临床试验正在验证该治疗的安全性和有效性。

(9)干细胞：在一项为期 12 周的开放标签试验中，对严重的成人肺动脉高压患者输注内皮祖细胞后，患者的六分钟步行距离增加、血流动力学参数得到改善。类似的结果也在小儿特发性肺动脉高压中得到证实。一项Ⅰ期临床试验通过研究内皮一氧化氮合成酶传输内皮祖细胞至肺动脉高压患者体内，采用为期 3 天的输注方案，随访 1、3、6 个月后，六分钟步行距离明显增加，且血流动力学和血气参数无恶化。除了内皮祖细胞输注，心源性细胞输注也能够促进内源性干细胞聚集于血管损伤处，发挥抗炎、抗纤维化、抗凋亡等作用。一项Ⅰ期临床试验正在启动，旨在探索心源性细胞输注用于治疗肺动脉高压的有效安全剂量，结果令人期待。

(宋洁)

# 第四篇

# 生活篇

## 184. 肺动脉高压患者日常生活中要注意什么？

看门诊或查房时患者总会问我：肺动脉高压除吃药以外，生活上要注意些什么？可不可以运动？饮食要注意些什么？在这里一并回答大家。

肺动脉高压是一种长期的、慢性的疾病，需要长期治疗。肺动脉高压患者的一般治疗非常重要，其对维持患者的生活质量、降低再住院率非常有益，日常生活主要包括饮食控制、预防感染、监护下进行轻体力活动、避孕和心理支持五大方面。

低盐低脂饮食：建议低盐饮食，如心功能Ⅲ级或以上，即有心力衰竭的患者要采取低盐（钠）饮食，因为盐会让水分在体内潴留，引起浮肿从而导致心脏负担加重。要注意日常饮食应以低热量、清淡易消化为主，并摄入充足维生素和碳水化合物。有水肿的心力衰竭患者每日摄入食盐控制在 5 g 以下，重度心力衰竭者控制在 2 g 以下，不吃或少吃咸菜与带盐零食、碱发酵的馒头，适当控制水分摄入。

预防感染：每年常规接种肺炎链球菌和流感活疫苗。肺炎链球菌感染和流感是导致肺动脉高压患者发生肺炎的首要病因，而肺炎可导致 7% 的患者死亡，常规疫苗接种可降低肺动脉高压的感染发生率。肺动脉高压患者一定要避免感冒，感冒可诱发感染进而影响心功能。患者应定期随访，至少三个月复查一次，做一些心脏功能检查，并根据心脏功能情况，决定是否要行导管和其他检查及是否需要调整用药。

可根据心功能进行适度的运动：日常运动训练可提高患者活动能力和生活质量。病情稳定，也不能去做体育运动，如爬山、游泳、划船等，需避免剧烈运动，以防加重病情。WHO 推荐肺动脉高压心功能 III 级或 IV 级的患者仅可在监护下进行康复运动。我们建议适度、适当运动，如慢跑、散步、打太极拳、练瑜伽等。

避免去高海拔地区或者乘飞机旅行。去高海拔地区或乘飞机时，缺氧可导致肺动脉收缩，肺动脉压迅速增加，从而使病情迅速加重。所以肺动脉高压患者，特别是心脏情况很差的患者，千万不要到高海拔地区（海拔超过 1500 m）去旅行。如确实需要乘飞机，建议先去做动脉血氧饱和度测定，如果患者血氧饱和度已下降至 90%，在飞机上最好吸氧。

避孕：女性肺动脉高压患者需要严格避孕。研究表明女性 PAH 患者妊娠期病死率为 30%～50%。艾森门格综合征患者，即使应用最好的支持治疗，病死率仍高达 50%。PAH 患者有可能发生死胎、早产和宫内发育迟缓。因此，推荐有计划地避孕。避孕措施包括口服避孕药或埋入宫内节育器。单独使用孕酮类口服避孕药更受欢迎，因其还可避免雌激素带来的潜在风险。妊娠前 3 个月内，治疗性终止妊娠应慎重。

心理支持：对于肺动脉高压患者及其家庭而言，抑郁、焦虑等心理问题较为常见，应及时咨询心理医生。社交聚会对解决患者心理问题很有帮助。总的来说，只要坚持服药，绝大多数肺动脉高压患者还是可以正常生活的，上班、处理日常工作和参加社交活动一般都不受影响。

(李江)

## 185. 肺动脉高压患者有哪些常见心理问题?

肺动脉高压是一种罕见但严重的疾病，患者可能面临多种心理问题。肺动脉高压患者常出现焦虑、抑郁和心理社会压力大等问题。由于疾病的长期性和严重性，患者可能感到恐惧、沮丧，甚至失去信心，并且肺动脉高压患者通常需要长期治疗和管理，这可能导致心理压力增加。一些患者可能感到孤独、焦虑。因此，肺动脉高压患者常需要心理社会支持和心理治疗来应对这些心理问题。

(王天宇)

## 186. 肺动脉高压患者如何调节心理？

许多肺动脉高压患者由于生活质量下降而产生焦虑和情绪低落，必要时需要心理学家及精神科医生的及时疏导。事实上，得了这种病的患者可能有很多无奈，但是患者绝不要轻言放弃，要心存希望，保持好心情、好心态。记住一句土话：不是病死的，是被自己吓死的。快乐是一天，痛苦也是一天，所以还是快快乐乐地过好每一天！除此之外，患者还可以多和家人、朋友多交流，从而缓解并释放负面情绪；投入其他事情，比如做一份轻松的工作、参加各种有趣的活动也有利于转移负面情绪，让心情愉悦起来，战胜病魔。

（宋洁）

## 187. 肺动脉高压患者在什么情况下需要卧床休息？

一般情况下，轻中度肺动脉高压患者并不需要卧床休息，因为有研究表明适度运动可以改善肺动脉高压患者的症状及预后，而卧床休息并不能带来获益；相反，长期卧床休息会加重患者的心理负担，并有可能引发静脉血栓形成。因为长期卧床，血液流动较慢，且肺动脉高压患者本身肺动脉内皮细胞已经受损，更易形成血栓。因此，轻中度的肺动脉高压患者并不需要卧床休息，建议患者适当运动并找一份适合自己的工作，从而保证自己有一定的经济来源，因为目前看来肺动脉高压治疗是长期的，甚至需要终身治疗，而且治疗的费用也不少。但是，对于重度肺动脉高压患者而言，是否需要卧床休息则需要根据是否合并有其他情况而定，如重度肺动脉高压患者合并有严重的心力衰竭，则需要卧床休息，特别是急性右心衰竭，其主要表现为呼吸困难、双下肢和(或)面部水肿、胃口不好等，出现以上情况建议及时去医院就诊，以免延误病情；而对于轻中度的心力衰竭患者，则可以视自己的耐受情况而定，以不增加心脏负担且自己又感觉良好为宜，最好在医生的指导下进行必要的康复活动。肺动脉高压患者过度运动会增加心脏的负担而加重病情，而适度运动则可以改善预后，因此科学的康复指导十分必要。另外，对重度肺动脉高压合并晕厥或者大咯血的患者，则需要适当卧床休息，当然这种情况下最好去医院就诊，以得到更好的治疗及护理，以免延误病情。

(宋洁)

## 188. 患者如何记录自己的治疗档案？

由于肺动脉高压治疗是长期性的，肺动脉高压患者能够如实记录自己的病情变化、用药情况、对药物的反应等就显得特别重要。在中国，肺动脉高压一般只有在大医院才能得到确诊，而关注这方面疾病的医生也相对较少，因此很多肺动脉高压患者会集中在一两个医生那里看病，随着患者的增多，很多时候，这一两个医生对每个患者的病情以及用药情况记得就不是很清楚了。因此患者自己就应该学会发挥自己的主动性、积极性，将自己每次看门诊、住院的资料整理好，将每次看门诊或住院的用药情况以及用药的不良反应、症状改善情况如实记录。这样在住院或者看门诊时，将自己既往资料带到医院，医生便可以很清楚地了解患者的情况，从而给予个体化的治疗，这样便更加有利于疾病的治疗和康复。事实上，所谓"久病成良医"，经过多次住院或看门诊治疗并通过网络对肺动脉高压相关知识进行学习，再加上患者自己对病情的如实记录，在一段时间后，患者自己便可明确哪种药物适合自己，什么方案比较适合自己。对于长期服用华法林抗凝的患者（如有房颤的患者），患者自己的主动性以及积极性也显得非常重要，因为该药物受饮食、其他药物、饮酒、睡眠等多因素影响，从而会导致 INR（建议控制在 2~3）经常波动。患者通过记录可以明确哪些食物（药物）会对 INR 产生明显的影响从而避免抗凝不足或者抗凝过度而导致的出血。据我们多年观察，熟悉肺动脉高压诊疗知识、配合医生治疗的患者比不懂疾病知识、治疗不积极的患者预后好很多。除此之外，每个患者还应该学会记录整理自己的健康治疗档案（如每日记录体重、血压、心率、血氧等，当然还可以进行六分钟步行距离测试），有利于医生随访，也有利于疾病的治疗、自我康复和评估。当然，我也希望我的患者加入我们的随访系统，把病历、检查结果等资料全部上传保存至云空间里，这样患者也不会担心病历丢失，同时患者如有问题需要询问，医生也可以查找患者的既往病历资料，并进行网上咨询与诊疗。

（李江）

## 189. 肺动脉高压患者可以过性生活吗？能生小孩吗？

肺动脉高压患者发展到一定阶段(心功能 II ~ III 级或以上)，其体力活动就会受到一定限制，但这并不意味着患者不能有性生活。患者当前的运动能力是决定性生活的依据，如果现在体力只是轻度受损，在不过度劳累的前提下，是可以享受性生活的；当然，过度纵欲对患者来说不是好事，可能加剧患者心功能的恶化。然而，肺动脉高压患者怀孕生育则是风险极大的事，特别是在妊娠中晚期，随着胎儿的成长，孕妇的右心负担会显著增加，这是很多肺动脉高压患者很难耐受的，严重者母婴性命难保。

据统计，合并严重肺动脉高压的孕妇病死率为 30% ~ 50%，因此，重度肺动脉高压是妊娠的禁忌证。肺动脉高压的女性患者尽量避免怀孕，尽量选用避孕套以及新型宫内节育环或结扎来避孕；也可以考虑采取单纯的黄体酮制剂如甲羟孕酮、依托孕烯，其不含有雌激素成分但具有良好的避孕效果。

肺动脉高压患者妊娠十分危险，如心功能 III、IV 级的肺动脉高压患者意外怀孕，要考虑早期终止妊娠。选择继续妊娠的患者风险很大，使用治疗肺动脉高压的药物如华法林、靶向药物(波生坦、安立生坦等)引起胎儿畸形的可能性很大，近几年也有些患者不听医生的劝阻，不顾个人安危，用生命挑战医学的底线，尽管现在很多医院有多学科团队(MDT)保驾护航，也有很多成功的案例，但以生命去赌代价太大，所以劝告肺动脉高压患者要珍惜生命，不要执意妊娠生产。

先天性心脏病合并艾森门格综合征的女性更需要避孕，因为患艾森门格综合征的孕妇剖宫产的病死率为 50%~65%，胎儿流产率可高达 75%。相关研究与临床报告均表明，艾森门格综合征对于孕妇和胎儿均有着非常不利的影响，甚至可能夺去母子二人的生命。因此患艾森门格综合征的女性万一怀孕，目前专家一致建议早期终止妊娠。

（李江）

## 190. 哪些肺动脉高压药物对月经及妊娠有影响？

华法林作为口服抗凝药，月经过多为其不良反应之一。此外，在靶向治疗药物中，西地那非可能导致月经周期紊乱。另外，肺动脉高压患者应避免妊娠，若坚持妊娠，部分药物有致胎儿畸形这一严重不良反应，需明确告知。妊娠女性和可能会怀孕的女性绝对禁用内皮素受体拮抗剂（波生坦、安立生坦和马昔腾坦）和可溶性鸟苷酸环化酶激动剂（利奥西呱）。虽然数据有限，但大部分心功能分级Ⅲ、Ⅳ级的肺动脉高压妊娠女性同样在使用前列环素类靶向药物治疗，国内通常用曲前列尼尔。鉴于给药的复杂性和与肺动脉高压本身以及分娩有关的潜在胎儿和母体并发症（如胎儿缺氧和急性心力衰竭），妊娠女性患者的治疗需请多学科专家会诊。

（宋洁）

## 191. 妊娠期间发现肺动脉高压怎么办？

当肺动脉高压的女性患者怀孕或在怀孕期间新发肺动脉高压即为妊娠合并肺动脉高压。妊娠时发现肺动脉高压千万不要因此绝望，要视具体情况由肺动脉高压专家决定。随着靶向药物的应用，妊娠肺动脉高压产妇的生存率也有提高。尽管如此，国内外最新的肺动脉高压指南仍明确指出所有肺动脉高压患者应避免妊娠。

妊娠肺动脉高压的常见类型包括特发性肺动脉高压、结缔组织疾病相关肺动脉高压、先天性心脏病所致肺动脉高压和栓塞性肺动脉高压。妊娠肺动脉高压的机制包括血容量增多、循环负荷过重、雌孕激素作用、血管扩张、高凝状态等，患者中约 1/3 是在原有肺动脉高压基础上进一步恶化而来，也有约 2/3 为新发生。妊娠第 5~8 月至产后 48 小时是妊娠肺动脉高压患者的恶性事件如急性心力衰竭等的高发期。

妊娠肺动脉高压患者常因大多数的肺动脉高压症状如胸闷、气短、下肢浮肿、眩晕等起病，但常与正常孕妇症状重叠而不易察觉。妊娠早期进行超声心动图检查，既有助于对先天性心脏病等与肺动脉高压相关的基础疾病进行筛查，也能对新发肺动脉高压进行早期预警。肺动脉高压的超声指标如右心房内径、室间隔与左心室受压与否、三尖瓣反流速度、下腔静脉内径及是否塌陷等可提高筛查的准确性。妊娠中后期，应对可疑肺动脉高压患者进行密切超声随访，并寻求专业的肺动脉高压诊治中心联合妇产科医生综合评估以决定终止妊娠时间和治疗决策。

若患者坚持妊娠或妊娠期间发现肺动脉高压,应邀请多学科团队会诊讨论患者的治疗方案。药物治疗仍以对症处理为主:改善液体负荷过重,控制右心衰竭。具体措施包括使用利尿药减轻水肿,适当使用正性肌力药物增强心功能,使用血管活性药物维持身体脏器的血流灌注。肺血管扩张试验阳性的患者可以使用钙通道阻滞剂,但需注意钙通道阻滞剂对子宫收缩的影响。对于肺血管靶向药物,由于内皮素受体拮抗剂(波生坦、安立生坦和马昔腾坦)和可溶性鸟苷酸环化酶激动剂(利奥西呱)可导致胎儿畸形,因此妊娠患者禁用。可使用的药物包括前列环素类、5型磷酸二酯酶抑制剂等。心功能Ⅰ~Ⅱ级的患者可单独使用5型磷酸二酯酶抑制剂,如西地那非,大部分心功能Ⅲ~Ⅳ级的肺动脉高压妊娠患者应使用前列环素类药物治疗。妊娠患者还应积极预防血栓栓塞和羊水栓塞,可使用不能穿过胎盘屏障、无引起胎儿出血和畸形风险的肝素和低分子肝素,而口服抗凝药如华法林以及非维生素K拮抗剂应避免使用。其他机械辅助治疗方法包括体外循环、主动脉内球囊反搏、体外膜肺氧合、右心室辅助装置等。

综合考虑母亲和胎儿发育情况选择剖宫产终止妊娠。症状较轻、心功能尚可的患者可在孕32~34周胎儿发育较成熟时终止妊娠,而心功能进行性恶化的患者应及时终止妊娠。

(宋洁)

## 192. 肺动脉高压患者可以做哪些体力活动？能否做运动康复治疗？

如果肺动脉高压患者身体条件允许，可进行适量的体力运动。肺动脉高压患者由于缺少运动，故外周肌肉萎缩，而增加运动后可以改善这种状况，并且在运动过程中，大脑可以释放内啡肽让患者心情更舒畅，而且运动也可以提高患者活动耐力。对仅有轻微气促症状的患者，鼓励进行身体锻炼。但对活动后易致严重呼吸困难、头晕及胸痛的患者，要避免过度的体力运动。那么患者通常会有疑问，到底多大的运动量是安全合适的？哪种运动是安全的？

研究显示，体育锻炼可显著提高患者的活动耐力和生活质量。如果医院或社区条件允许，推荐患者在专业医生的指导下进行适度的运动康复训练。西方进行的一项随机临床研究表明，15 周的运动锻炼后六分钟步行距离可显著增加 90 m 以上，每天的运动计划包括 10~25 分钟室内骑行运动，步行 60 分钟以及轻量负荷下步行 30 分钟。因此，根据研究结果，建议肺动脉高压患者在专业医生或康复治疗师的指导下进行适度锻炼，包括每天至少 30 分钟的有氧运动和轻量负重训练，并可根据自身情况逐步增加运动强度，以提升活动耐力。

然而并不是所有患者都能进行运动锻炼的，需注意以下四点：①所有的患者在没有向肺动脉高压专业医生咨询之前，不能擅自进行运动锻炼；②如果近期曾因肺动脉高压病情复发而住院治疗，运动康复计划更需谨慎；③如果有头晕或昏厥的症状，不应进行运动；④如果在运动过程中出现胸痛，应立即停止运动锻炼并告知医生。

运动的过程中常常可以通过各种仪器（如智能手表、健身器材的感应器）监测心率，最大的心率＝220－年龄，在运动过程中将心率控制在最大心率的60%~80%较为恰当。例如：一个40岁的患者，能够耐受的最大心率为180次/分，在运动过程中将心率控制在108~144次/分较为合适。

另外，有部分患者需要维持长期氧疗，这种情况下看似艰难，实际上仍然可以进行运动康复训练，只需在训练的时候戴上氧气装置即可，并在运动时适当将氧流量调大为1~2 L/min，运动后再调到平时使用的氧流量。

需要指出的是，上述推荐意见均来自西方发达国家的研究证据和经验，我国的患者应根据自身的生活习惯及耐受能力，并在咨询专业医生的前提下才能进行相关运动锻炼，否则把握不当可能加重心功能不全。

（宋洁）

## 193. 肺动脉高压患者如何控制水盐摄入？

肺动脉高压患者会因右心室不能承受过多的血流，故引起机体液体负荷过重导致双下肢水肿、气短、乏力及胸痛不适，因此减少水盐负荷有助于减轻机体的水钠潴留状态。

2 g的摄盐限制：2 g是相对严格的摄盐标准。通常患者出院时医生都会叮嘱其宜低盐清淡饮食，刚开始限制摄盐常常会感到十分艰难，食之无味，那么可以鼓励家人都参与进来，诱惑也会少一些。另外，平时的饮食中也要学会关注商品标签注明的含盐量，因为有的食物含盐量非常高，但如果不看标签完全不能察觉。

2 L 的限水原则：患者应将每天的总入水量(饮水+静脉入量)控制在 2 L 以内，其中经口饮水量最好控制在 750 mL 以内。减少摄水量有利于减轻水肿及液体潴留。有很多患者常常会听说喝水喝得越多越有利于健康，但对于心功能不全的患者而言千万不能摄入过多液体，并且不仅仅是喝的白开水，包括茶、汤、饮料等也要计入摄水量的范畴。有很多患者通过服用利尿药来帮助减轻液体负荷，即使在服药的情况下，控制饮水量仍然是必要的。

患者如何知道自己机体内液体滞留过多呢？首先，可以通过每天自称体重来判断，如果患者在两三天之内体重增加三斤左右，那么需要立即咨询医生。通常医生会告诉患者可在家中口服利尿药如呋塞米、螺内酯来去除液体潴留。如果患者已经发展至出现临床症状如气短、脚踝水肿，那么提示体重已经增加了约 10 斤，蓄积的液体越多，利尿难度就越大，可能需要住院治疗才能改善症状。因此及早发现液体潴留的征兆并及时处理能有效减少住院次数并提高生活质量。

（宋洁）

## 194. 肺动脉高压患者体重一般需控制在什么范围?

肺动脉高压患者都需要控制体重,出院时我们都会告知患者应每天称体重,使体重保持在正常范围。如果体重增加,有可能是因为体内多余水分没有排出,心脏负担就会加重,心脏就需更加用力地泵血,同时心脏的排血量也相应增加,诱发肺动脉压升高,促使病情恶化。另外,身体肥胖者容易出现睡眠时打鼾和呼吸暂停,也可能引起肺动脉压增加。

理想体重的计算方法:男性理想体重(kg)=身高(cm)-105;女性理想体重(kg)=身高(cm)-100。

体质指数(body mass index, BMI)被公认为是反映营养不良以及肥胖症的可靠指标,计算公式如下:BMI=体重(kg)/[身高(m)]$^2$。根据中国的参考标准,正常值为 18.5~23.9 kg/m$^2$;≥24 kg/m$^2$ 为超重;24~27.9 kg/m$^2$ 为偏胖;≥28 kg/m$^2$ 为肥胖;其中最理想的体质指数是 22 kg/m$^2$。

所以,每一个肺动脉高压患者均应尽量达到理想体重,并遵循低盐低脂优质蛋白的饮食原则,多吃一些清淡的食物和蔬菜,同时适量运动,保持良好的生活习惯。

(罗俊)

## 195. 肺动脉高压患者可以吸烟、饮酒吗？

肺动脉高压患者不能吸烟，吸烟是增加心血管疾病风险的一个重要危险因素。烟中含大量尼古丁等有毒物质会导致心跳加快、血压升高，还会使已经狭窄的肺血管发生收缩或痉挛，血流阻力增大，导致血管壁损伤，血液黏度增加，促进血栓形成，进一步导致病情恶化，甚至诱发猝死。因此，抽烟的患者不仅要戒烟，而且还要远离那些吸烟者，防止被动吸烟。

肺动脉高压患者可以适量饮酒，但不能大量饮酒，饮酒量推荐：不超过1两红葡萄酒或1杯啤酒。因为大量饮酒可使心跳加速，血管收缩，血压升高，还可以促使钙盐、胆固醇等沉积在血管壁，加速动脉硬化，加重心脏负担；大部分酒精代谢发生在肝脏，长期大量饮酒最终可发展为酒精性肝硬化，甚至一次大量饮酒也可能导致急性肝衰竭，并引起门静脉高压相关肺动脉高压病情加重；另外，还可引发精神障碍疾病、急慢性胰腺炎、癌症、糖尿病等。

（罗俊）

## 196. 肺动脉高压患者服药期间有哪些东西应限制摄入？

含盐量高的食物需减少摄入，高盐饮食容易引起体液潴留，使血容量增加，加重心脏负荷。要限制摄入咖啡、酒精、浓茶类饮品，咖啡因和酒精会导致血管收缩，使血压升高，加重肺动脉高压的症状。油炸食品、肥肉等高脂食物要避免或少量摄入，高脂饮食会引起患者体内脂肪堆积，导致血管壁变硬，使血管阻力增加。辛辣食物也不宜吃，辛辣食物具有刺激性，会刺激血管，导致血管扩张，从而加重病情。

（王天宇）

## 197. 肺动脉高压患者如何改善睡眠质量？

不少肺动脉高压患者存在精神心理问题，如焦虑或抑郁状态。患者多有睡眠欠佳、心烦不安及对感兴趣事物失去兴趣等表现，对此类人群应加强健康教育和心理支持，让患者了解疾病的发生及预后，减少误解及不了解所造成的心理障碍；同时让患者了解精神心理障碍对疾病本身的影响，使肺动脉高压患者重视精神心理障碍的治疗。运动治疗除改善患者活动耐量外还能够改善患者的焦虑、抑郁症状，进而改善患者睡眠状况，但运动疗法应严格掌握适应证。对于教育、心理疏导及运动治疗效果欠佳的患者，可酌情加用药物治疗，常用的抗焦虑抑郁药物有5-羟色胺再摄取抑制剂、单胺氧化酶抑制剂、去甲肾上腺素再摄取抑制剂等，对于未合并精神心理疾病单纯睡眠欠佳的患者也可应用苯二氮䓬类（如安定）镇静药物。

（仇海花）

## 198. 肺动脉高压患者能够从事多大强度的工作？

　　对肺动脉高压患者来说日常生活中是可以上班工作的，鼓励肺动脉高压患者采取积极主动的生活方式。病情较轻、稳定的患者可参加相对轻松、力所能及的工作，比如接听电话、整理文件、分发信件、操作电脑等。避免剧烈运动以及参加重体力活动。参加的体力活动强度应以不出现呼吸困难、晕厥、胸痛等症状为宜，避免到高海拔地区工作，低氧会加重肺动脉高压患者肺血管收缩。同时，在日常生活中要合理安排作息，注意劳逸结合，保证充足的睡眠时间，对病情恢复也有一定帮助。

（仇海花）

## 199. 肺动脉高压患者如何自评运动耐量？

　　六分钟步行试验（6MWT）是一种客观评价患者运动耐量的方法，具有简单、经济、重复性好及便于操作的特点。6MWT 要求患者在 30 m 的平直走廊里尽快地行走，测定六分钟步行距离。6MWD 可间接评估患者心功能情况及其对治疗的反应。若6MWD<150 m 为重度心功能不全，150~425 m 为中度心功能不全，426~550 m 为轻度心功能不全。首诊时，患者的 6MWD 及6MWT 后 1 分钟的心率恢复率是预后的重要预测指标，因此肺动脉高压患者首诊时均应进行 6MWT，并定期复查。进行 6MWT 应

严格掌握适应证及禁忌证，近 1 个月内发生过不稳定型心绞痛、急性心肌梗死者禁止行 6MWT，步行过程中出现胸痛、难以忍受的呼吸困难、冒虚汗、面色苍白等情况时应及时终止 6MWT。需指出的是，6MWD 受患者性别、年龄、身高、体重及情绪等因素的影响，在临床解读评价病情严重程度时应充分考虑。

（朱腾腾　葛良清）

## 200. 肺动脉高压患者如何进行六分钟步行试验的家庭自测？自测要点是什么？

六分钟步行试验（6MWT）是一种客观评价患者运动耐量的方法，具有简单、经济、重复性好及便于操作的特点。自测要点如下：①测试前，受试者应穿着舒适的衣服和鞋子；应正常服用处方药物；如果患者正在吸氧，应使用与患者通常使用的氧气水平相同的便携式氧气瓶；若在上午、下午测试前可以吃一些清淡的食物；患者应在测试前至少休息 10 分钟，并且不应进行任何剧烈运动。②6MWT 要求患者在 30 m 的平直走廊里尽快地行走，测定 6MWD。③步行过程中出现胸痛、难以忍受的呼吸困难、冒虚汗、面色苍白等情况时应及时终止 6MWT。④家里若有血压计、指脉氧仪，应在测试前后进行测量和记录。⑤进行 6MWT 应严格掌握适应证及禁忌证，近 1 个月内发生过不稳定型心绞痛、急性心肌梗死者禁止行 6MWT。

（陈雨思）

## 201. 肺动脉高压患者可以坐飞机旅行吗？

约 1/4 的肺动脉高压患者在飞行过程中会出现低氧状态（指尖氧饱和度<85%）。缺氧可导致肺动脉收缩，肺动脉压会迅速增加，使病情迅速加重。因此对于 WHO 心功能分级为Ⅲ级或Ⅳ级，或静息状态下动脉血氧分压<60 mmHg 的患者，由于飞行中可能出现的低氧环境会增加心肺负担，建议在飞行前进行医学评估，并在飞行过程中提供氧气支持，以降低风险。此外，肺动脉高压患者应避免前往高海拔（1500~2000 m 或以上）地区或低氧环境，且出行前需准备充分，包括制订完善计划、随身携带充足的药物及病历资料、了解飞机吸氧设备等，谨慎选择出行方式，在保障自身健康不受危害的前提下进行旅行。

（罗小琴）

## 202. 肺动脉高压患者可以去高原地区旅行吗？

我们不建议肺动脉高压的患者去高原地区旅游，其主要原因在于：在高原地区（海拔 1500~2000 m 或以上），空气稀薄、氧气含量低，而部分肺动脉高压的患者往往会有低氧的表现，如嘴唇、手指发绀，手指测出来的血氧含量偏低（<85%）。如果去高原旅行会加重缺氧，导致低氧血症，肺血管收缩，可诱发心力衰竭，加重病情。

（罗俊）

## 203. 肺动脉高压患者可以游泳、蒸桑拿吗？

不是所有的肺动脉高压患者都需要卧床休息，可根据心功能进行适度的运动，日常运动训练可提高患者活动能力和生活质量。病情稳定者，也不能去做体育运动，如爬山、游泳、划船等，需避免剧烈运动，以防加重病情。蒸桑拿可引起全身性生理变化，高温高湿可引起心率增快、外周动脉扩张、大量出汗，冷水浴又会引起心率减慢、外周血管收缩，冷热交替可引起血压大范围波动，容易发生心血管意外甚至危及生命，因此肺动脉高压患者不建议进行蒸桑拿。WHO 心功能分级为Ⅲ级或Ⅳ级的肺动脉高压患者，推荐在监护下进行康复运动，我们建议进行适度、适当的运动，如慢跑、散步、打太极拳、练瑜伽等。

（罗小琴）

## 204. 肺动脉高压患者为什么要预防感冒？

肺动脉高压患者抵抗力通常较常人弱，在天气变化、季节交替时易发生肺部感染，感染可导致肺动脉高压患者病情加重，严重肺部感染者可加重心力衰竭甚至死亡。肺炎链球菌和流感病毒感染是导致肺动脉高压患者发生肺炎的首要病因，而肺炎可导致 7% 的患者死亡，常规疫苗接种可降低肺动脉高压的感染发生率。因此肺动脉高压患者一定要避免感冒，特别是对于老年患者及免疫力低下的患者。总的来说，推荐肺动脉高压患者预防性接种流感疫苗和肺炎链球菌疫苗，降低肺部感染风险。

（罗小琴）

## 205. 肺动脉高压患者需要注射流行性感冒疫苗吗？

许多患者可能会感到疑惑，注射疫苗不应该是为了预防、控制传染病发生吗？为什么肺动脉高压的患者也要注射疫苗？这是因为在季节交替的时候，气温变化幅度较大，肺动脉高压患者尤其是老年人容易出现感冒症状，进而会引起肺部感染，秋冬交替的时候这样的现象更为常见。而肺部感染则可导致肺动脉高压患者的病情加重，甚至出现呼吸衰竭及心力衰竭的症状，而且根据相关的流行病学数据，有10%肺动脉高压患者是死于肺部感染。所以注射疫苗以预防细菌、病毒感染就显得尤为重要，特别是对于老年患者及免疫力低下的患者。因此，推荐在秋冬交替季节接种流行性感冒疫苗，降低肺部感染风险。

（罗小琴）

## 206. 肺动脉高压患者感染新型冠状病毒后怎么办？

如果不幸感染了新型冠状病毒，患者及其家属需要做到以下几点。

一方面监测自己的症状，如发热、胸闷、气促等；另一方面可在家里配备指脉氧仪和血压计，如果患者的指脉氧较平时下降，安静时候的心率明显加快，或者是血压明显降低，则需要考虑及时就医。可在医生的指导下进行相应的检查，如肺部 CT、血气分析等，同时在医生的指导下使用抗病毒药物并进行肺动脉高压专科治疗药物的调整。

（陈静远）

## 207. 肺动脉高压患者多久复查一次？复查内容有哪些？

肺动脉高压患者通常在治疗 3~6 个月后或更改治疗方案 3~4 个月后复查一次，复查内容可参考本书附录 PH 患者随访时间和评估表，临床评估主要包括以下内容。

（1）抽血检验：血常规、铁代谢、电解质、肝肾功能、甲状腺功能、凝血功能、NT-proBNP。

（2）六分钟步行距离，Borg 呼吸困难评分，WHO 心功能分级。

（3）胸部 X 线片。

（4）心电图。

（5）超声心动图。

（6）肺功能测定、心肺运动试验。

如出现临床情况恶化，随时联系专科医生进行指导，必要时完善右心导管检查、住院进一步治疗。

（宋洁）

## 208. 漏服肺动脉高压药物对治疗有影响吗？忘记服用怎么办？

规律服药是治疗中很重要的一部分，直接影响治疗效果。然而，日常用药如果漏服了一次，首先需要记住的是千万不要下次加倍，因为现有的肺动脉高压的靶向治疗药物为血管扩张药物，剂量过大容易引起低血压等不良反应。如果忘记服用肺动脉高压药物，可按照以下方式处理。

（1）查看药物说明书。首先，查阅所服用药物的说明书。其中可能包含针对忘记服药的具体指导。有些药物可以在忘记服药后一段时间内继续服用，而其他药物可能需要等到下一个剂量时间才能服用。

（2）联系医生或药剂师。如果不确定该怎么办，最好咨询医生或药剂师。他们可以根据患者的具体情况提供专业的建议，并告诉患者如何补充漏掉的剂量。

（3）遵循医生或药剂师的建议。医生或药剂师可能会建议患者继续按照原定的时间表继续服用药物，或者可能会调整患者的用药计划。

（4）注意身体状况。在等待医生或药剂师指导期间，要密切关注自己的身体状况，尤其是是否出现任何不寻常的症状。如果出现严重的不适，应该立即就医。

总之，如果忘记服用肺动脉高压药物，最重要的是尽快联系医生或药剂师，遵循他们的指导并密切留意自己的身体状况。不要自行调整用药计划或服用双倍剂量的药物，以免造成不良影响。在日常服用药物时要养成良好的服药习惯和规律，尽量避免忘记服药。

(宋洁 谭盈洁)

## 209. 肺动脉高压患者可以服用中药吗？

现有的中药治疗整体机制尚未完全明确，在研的中药的治疗作用主要是抗血管炎症反应、扩张肺血管、抑制肺动脉平滑肌细胞增殖及抗血栓形成。具体单药有川芎嗪，作用为活血行气、祛风止痛，药理研究有抑制内皮素、抑制血小板聚集、抑制血栓素A2合成酶活性等扩张血管、抑制肺血管重塑的作用。丹参酮ⅡA磺酸盐(sodium tanshinone ⅡA sulfonate, STS)，是活血化瘀药物丹参的主要活性成分，已被广泛用于治疗心血管疾病。研究表明，STS可通过 c-Jun/Akt 通路，减少典型瞬时受体电位 TRPC1 和 TRPC6 的表达，从而降低右心室收缩压，缓解右心室肥厚以及外周肺血管增厚。另外有研究表明，STS可抑制人动脉平滑肌细胞增殖，并且可通过蛋白激酶G和过氧化物酶体增生物激活受体γ信号轴，抑制低氧诱导的肺动脉平滑肌细胞钙离子流入，从而降低肺血管阻力。类似的还有汉防己甲素、灯盏花素、羟基红花黄色素A、葛根素、红景天苷、三七皂苷R1等中药单体，以及复方红景天、通心络胶囊、三黄泄心汤、肺心汤等复方制剂。其中有基础实验证明通心络胶囊(成分包括：人参、水蛭、全蝎等)能降低肺动脉高压大鼠模型的平均肺动脉压和右心室肥厚指数，并抑制肺小动脉增厚、平滑肌增殖和肺血管重塑。

尽管药物的机制研究揭示了治疗肺动脉高压的可能性，但是现阶段仍缺乏随机、双盲对照研究予以证实，具体的药物剂量确定尚无循证医学证据支撑。依据《中国肺动脉高压诊断和治疗指南(2021版)》，肺动脉高压的患者现有的药物治疗原则仍以一般对症支持治疗及靶向药物治疗为主。对于中药治疗迄今尚无统一的专家共识推荐意见，但是未来传统医学在治疗肺动脉高压方面仍有广阔的发展前景。

（宋洁）

## 210. 肺动脉高压患者在哪些情况下需要紧急求医？

以下情况需要紧急求医。

(1)胸痛持续不缓解。

(2)感觉有快速或不规则的心脏跳动。

(3)意识模糊或快要意识模糊。

(4)晕厥。

(5)高热或长时间发热。

(6)咯血。

(7)咳出有颜色的痰。

(8)支气管炎或有胸部堵塞的感觉。

(9)严重的呼吸困难。

（宋洁）

# 附录

## 附录一 六分钟步行试验 Borg scale 分级评分

### 六分钟步行试验登记表

| 姓名 | 性别 | | 年龄 | | 病案号 | |
|---|---|---|---|---|---|---|
| 入院日期 | | | | 记录日期 | | |
| 试验前 | 心率<br>/(次·min$^{-1}$) | 血氧饱和度<br>/% | | 血压/mmHg | 呼吸频率<br>/(次·min$^{-1}$) | |
| 试验后 | 心率<br>/(次·min$^{-1}$) | 血氧饱和度<br>/% | | 血压/mmHg | 呼吸频率<br>/(次·min$^{-1}$) | |
| 六分钟步行距离/m | | | 是否完成试验 | | 是　　　否 | |
| 试验后 Borg 呼吸困难评分 | | | | | | |
| 试验后症状 | | | | | | |

Borg 呼吸困难评分标准

0 分: 完全没有("没事"代表您没有任何费力感, 没有肌肉劳累, 没有气喘吁吁或呼吸困难)

**续上表**

---

0.5 分：刚有感觉(非常微弱，刚刚有感觉)

1 分：非常轻微("很微弱"代表很轻微的费力。按照您自己的步伐，您愿意走更近的路程)

2 分：轻微("微弱")

3 分：中等(代表有些感觉但不是非常困难。感觉继续步行是尚可的、不困难的)

4 分：稍微严重

5 分：严重(非常困难、劳累，但是继续步行不是非常困难。该程度大约是"最大值"的一半)

6 分：介于 5 分至 7 分之间

7 分：非常严重("非常强烈"您能够继续步行，但是不得不强迫自己而且非常劳累)

8 分：介于 7 分至 9 分之间

9 分：非常非常严重(几乎达到最大值)

10 分：最大值(这是极其强烈的水平，对大多数人来讲这是他们以前生活中所经历的最强烈的程度)

---

　　六分钟步行试验注意事项：可能在步行过程中气喘或精疲力竭。您可以减缓步行速度或停止步行，并得到必需的休息。您可以在休息时靠墙站立，但是您必须尽可能地在可以步行的时候继续步行。这个试验中最重要的事情是您应该尽量在 6 分钟之内走尽可能长的距离，但不可以奔跑或慢跑。我会告诉您时间，并在 6 分钟时让您知道。当我喊"停"的时候，请站在您当时的位置不动。


执行医生(护士)：

执行时间：　　年　　月　　日

## 附录二 右心导管检查正常值

### 1. 右心导管检查各腔室压力正常值

| 部位 | 压力 | 平均值/mmHg | 范围/mmHg |
|------|------|------|------|
| 右心房 | a波 | 6 | 2~7 |
| | v波 | 5 | 2~7 |
| | 平均压 | 3 | 1~5 |
| 右心室 | 收缩压 | 25 | 15~30 |
| | 舒张压 | 4 | 1~7 |
| 肺动脉 | 收缩压 | 25 | 15~30 |
| | 舒张压 | 9 | 4~12 |
| | 平均压 | 15 | 9~19 |
| 肺毛细血管 | 平均压 | 9 | 4~12 |
| 左心房 | a波 | 10 | 4~16 |
| | v波 | 12 | 6~21 |
| | 平均压 | 8 | 2~12 |

## 2. 各腔室血氧正常值

| 腔室 | 血氧饱和度(平均值)/% |
|------|---------------------|
| 上腔 | 66~84(76.8) |
| 下腔 | 76~88(83) |
| 右心房 | 72~86(79.5) |
| 右心室 | 64~84(78.5) |
| 肺动脉 | 73~85(78) |
| 左心房 | 95~99(97) |

## 附录三　成人心脏超声正常值

| 项目名称 | 正常值/mm | 部位名称 | 正常值/mm |
|---|---|---|---|
| 左心房 | <35 | 右心室流出道 | <30 |
| 左心室 | <55 | 室间隔 | <12 |
| 升主动脉 | <35 | 左心室游离壁 | <12 |
| 主肺动脉 | <30 | 右心室游离壁 | <4 |
| 右心房 | <40 | 右心室 | <35 |
| 左心室流出道 | 18~40 | 右心室流出道 | 18~35 |
| 主动脉内径 | 20~35 | 肺动脉内径 | 15~26 |
| 左心室内径 | 38~54 | 左心房内径 | 20~40 |
| 右心室内径 | 15~34 | 右心房内径 | 26~44 |

## 附录四　常见血液检查正常值

| 项目中文名称 | 项目缩写 | 参考值范围 | 单位 |
|---|---|---|---|
| 丙氨酸转氨酶 | ALT | 9~50 | U/L |
| 天冬氨酸转氨酶 | AST | 15~40 | U/L |
| 总胆红素 | TBil | 0~26 | mg/dL |
| 直接胆红素 | DBil | 0~8 | mg/dL |
| 间接胆红素 | IBil | 0~0.7 | mg/dL |
| 血清总蛋白 | TP | 6~8 | g/dL |
| 白蛋白 | ALB | 3.5~5.5 | g/dL |
| 碱性磷酸酶 | ALP | 20~110 | U/L |
| 酸性磷酸酶 | ACP | 0.5~1.9 | U/L |
| 胆碱酯酶 | ChE | 5000~12000 | U/L |
| 总胆汁酸 | TBA | <10 | μmol/L |
| 钾 | K | 3.5~5.0 | mmol/L |
| 钠 | NA | 135~145 | mmol/L |
| 氯 | Cl | 96~106 | mmol/L |
| 肌酐 | Cr | 44~133 | μmol/L |
| 尿酸 | UA | 208~428 | μmol/L |

续上表

| 项目中文名称 | 项目缩写 | 参考值范围 | 单位 |
|---|---|---|---|
| 空腹血糖 | BG | 3.9~7.8 | mmol/L |
| 尿素氮 | UN | 6~20 | mg/dL |
| 肌酸激酶 | CK | 50~310 | U/L |
| 乳酸脱氢酶 | LDH | 120~250 | U/L |
| 羟丁酸脱氢酶 | HBDH | 80~220 | U/L |
| 钙 | Ca | 2.11~2.52 | mmol/L |
| 磷 | P | 0.85~1.51 | mmol/L |
| 铁 | Fe | 40~160 | μg/dL |
| 胆固醇 | CHO | 2.9~5.2 | mmol/L |
| 甘油三酯 | TG | <1.71 | mmol/L |
| 高密度脂蛋白 | HDL | >1.04 | mmol/L |
| 低密度脂蛋白 | LDL | <2.6 | mmol/L |
| 载脂蛋白 A1 | APoA1 | 1.04~2.02 | g/L |
| 载脂蛋白 B | APoB | 0.66~1.33 | g/L |
| 高敏 C 反应蛋白 | hs-CRP | <3 | mg/L |
| 淀粉酶 | AMS | <110 | U/L |
| 糖化血红蛋白 | HbA1c | 4~6 | % |
| 腺苷脱氨酶 | ADA | 10.0~20.0 | U/L |
| 肌酸激酶同工酶 | CK-MB | 0~25 | U/L |

**续上表**

| 项目中文名称 | 项目缩写 | 参考值范围 | 单位 |
|---|---|---|---|
| 肌红蛋白 | MYO | ≤70 | U/L |
| 肌钙蛋白 I | TnI | 正常<0.1，AMI>1.5 | ng/mL |
| N 端脑利钠肽前体 | NT-proBNP | <125 | pg/mL |

注：AMI 为急性心肌梗死。

# 附录五　中国肺动脉高压诊治临床路径

国家心血管病中心肺动脉高压专科联盟
国家心血管病专家委员会右心与肺血管病专业委员会

摘要

肺动脉高压是一种常见的血流动力学异常状态，涉及多学科、多系统，诊疗难度大，致死率、致残率高，严重威胁我国居民的生命健康。目前，我国基层医疗机构在肺动脉高压的管理中仍存在医疗技术力量不足、综合管理意识薄弱、诊疗规范性欠缺和转诊机制不完善等问题。为适应日益增长的医疗需求，国家心血管病中心肺动脉高压专科联盟、国家心血管病专家委员会右心与肺血管病专业委员会基于当前的循证医学证据和基层诊疗实践，制定了《中国肺动脉高压诊治临床路径》。本文针对肺动脉高压的诊断流程、风险分层、治疗策略、转诊和随访等提出了详细的推荐意见，旨在为基层医务人员提供肺动脉高压诊治管理的全面指导，以提高基层诊疗水平，规范基层诊疗行为。

肺动脉高压(PH)是以肺动脉压力升高为特征的一种异常的血流动力学状态和病理生理综合征，其致死率、致残率高。当前数据表明，全球约1%的成年人患有PH，65岁以上的人群中PH患病率可高达10%，PH已成为严重威胁人类健康的全球性问题。《2022年中国心血管病医疗质量报告》显示，我国PH的知晓率、诊断率和治疗率均不理想，特别是在基层医疗机构中，医疗技术力量不足、综合管理意识薄弱、转诊机制不完善等问题普遍存在，PH 规范化诊疗水平亟待提高。

为了全面提升各级医疗机构的诊疗能力，有序开展 PH 的早期筛查与诊治、患者随访管理以及健康教育等工作，适应 PH 患者日益增长的医疗需求，国家心血管病中心肺动脉高压专科联盟、国家心血管病专家委员会右心与肺血管病专业委员会组织多学科专家对 PH 领域的指南、专家共识以及重要循证医学研究进行了系统检索，并组织多轮调研，最终遴选和确定了基层 PH 诊疗和管理相关的关键临床问题，经审核和讨论制定了《中国肺动脉高压诊治临床路径》。本文主要内容涵盖了 PH 的诊断流程、治疗策略、随访管理和双向转诊机制等，强调规范性、可操作性和可及性，将循证医学证据与基层实践特点相结合，总结了国内外多学科协同诊疗的先进经验，对相关学科如心血管、呼吸、风湿免疫、肝病等领域的日常诊疗实践均具有较强的指导意义。

# 1 PH 的定义及分类

## 1.1 PH 的血流动力学定义

PH 是指多种原因所致肺血管床结构和（或）功能改变，导致肺动脉压力增高，右心扩张，出现右心衰竭甚至死亡的一组临床综合征。其血流动力学定义指：在海平面、静息状态下，经右心导管检查（right heart catheterization，RHC）测定的平均肺动脉压（mPAP）> 20 mmHg。根据肺动脉楔压（PAWP）和肺血管阻力（PVR）将 PH 分为毛细血管前性 PH、单纯型毛细血管后性 PH 和混合型毛细血管后性 PH（附表 1）。

附表1 肺动脉高压血流动力学定义

| 血流动力学分类 | 血流动力学参数 |
|---|---|
| 肺动脉高压 | mPAP>20 mmHg |
| 毛细血管前性肺动脉高压 | mPAP>20 mmHg，PAWP≤15 mmHg，PVR>2 Woods |
| 单纯型毛细血管后性肺动脉高压 | mPAP>20 mmHg，PAWP>15 mmHg，PVR≤2 Woods |
| 混合型毛细血管后性肺动脉高压 | mPAP>20 mmHg，PAWP>15 mmHg，PVR>2 Woods |

注：mPAP为平均肺动脉压；PAWP为肺动脉楔压；PVR为肺血管阻力；1 mmHg≈0.133 kPa。

## 1.2 PH 的临床分类

临床上根据PH发生的病理生理机制、临床表现、血流动力学特点以及治疗的不同分为五类（附表2）。PH临床分类中，第二类左心疾病所致PH最常见，占PH人群的65%~80%，为毛细血管后性PH。第一、三、四类为毛细血管前性PH；第五类较为罕见，可以是毛细血管前性PH或毛细血管后性PH。

附表 2　肺动脉高压的临床分类

| 分类 | 亚类 |
|---|---|
| 第一类：动脉型肺动脉高压 | 特发性肺动脉高压<br>可遗传性肺动脉高压<br>药物和毒物相关肺动脉高压<br>疾病相关的肺动脉高压：<br>　结缔组织病<br>　人类免疫缺陷病毒感染<br>　门静脉高压<br>　先天性心脏病<br>　血吸虫病<br>对钙拮抗剂长期有效的肺动脉高压<br>具有明显肺静脉或肺毛细血管受累征象的肺动脉高压（肺静脉闭塞症/肺毛细血管瘤）<br>新生儿持续性肺动脉高压 |
| 第二类：左心疾病所致肺动脉高压 | 心力衰竭<br>　射血分数保留的心力衰竭<br>　射血分数降低或轻度降低的心力衰竭<br>瓣膜性心脏病<br>导致毛细血管后性肺动脉高压的先天性或获得性心血管疾病 |
| 第三类：肺病和（或）低氧所致肺动脉高压 | 阻塞性肺疾病或肺气肿<br>限制性肺疾病<br>混合性限制/阻塞性肺疾病<br>低通气综合征<br>非肺病导致的低氧血症（如高原） |
| 第四类：肺动脉阻塞所致肺动脉高压 | 慢性血栓栓塞性肺动脉高压<br>其他肺动脉阻塞 |

续附表2

| 分类 | 亚类 |
|------|------|
| 第五类：机制未明和（或）多因素所致肺动脉高压 | 血液系统疾病：慢性溶血性贫血，骨髓增生性疾病<br>系统性疾病：肺朗格汉斯细胞组织细胞增生症，神经纤维瘤病Ⅰ型<br>代谢性疾病：戈谢病，糖原贮积症<br>慢性肾功能不全伴或不伴血液透析<br>肺肿瘤血栓性微血管病<br>纤维性纵隔炎 |

## 2 疑诊PH

对有下列症状、体征和心电图、X线胸片异常的患者疑诊为PH，尤其是有PAH或慢性血栓栓塞性肺动脉高压（CTEPH）危险因素的患者。

### 2.1 症状

体力下降、乏力、活动气短、心悸、晕厥、咯血、胸痛、声音嘶哑、干咳、双下肢肿胀、腹胀、纳差、少尿或无尿等。

### 2.2 体征

呼吸频率增快，脉搏频数、细小，发绀；肺动脉瓣区第二心音亢进、分裂，左侧第2肋间可闻及收缩期喷射音及喷射性杂音、肺动脉瓣区舒张期杂音、三尖瓣区收缩期杂音；颈静脉充盈或怒张、肝肿大、腹腔积液、下肢水肿等。

### 2.3 心电图

心电图可见以下特征。①肺型P波。②心电轴右偏或矢状轴偏移，QRS 电轴>90°或不确定。③右心室肥厚：$V_1$ 导联 R/S>1，同时 $RV_1$>0.5 mV；$RV_1$+$SV_5$>1 mV。④完全性或不完全性右束支阻滞：$V_1$ 导联 qR 或 rSR。⑤右胸导联 $V_1$~$V_4$ 和下壁 Ⅱ、Ⅲ、aVF 导联 ST 段压低和(或)T 波倒置。

## 2.4　胸部 X 线片

胸部 X 线片可见：①肺动脉段凸出；②右心房、右心室扩大；③中心肺动脉扩张，外围纤细。

## 2.5　危险因素

（1）PAH 危险因素：PAH 家族史、药物和毒物接触史、结缔组织病、先天性心脏病、门静脉高压、人类免疫缺陷病毒感染等。

（2）CTEPH 危险因素：肺栓塞病史、血管内永久性装置植入（如起搏器植入、中心静脉置管等）、炎症性肠病、原发性血小板增多症、红细胞增多症、脾切除、抗磷脂抗体综合征、大剂量甲状腺素替代治疗和恶性肿瘤。

# 3　PH 筛查

## 3.1　应用超声心动图估测肺动脉收缩压

超声心动图可以无创估测肺动脉收缩压（sPAP），对 PH 进行筛查。当右心室流出道无狭窄时，收缩末期 sPAP 与右心室收缩压相等或相近，而右心室收缩压=三尖瓣反流压差(4×三尖瓣反流速率$^2$)+右心房压力。右心房压力通过下腔静脉宽度和吸气塌陷率进行估计。

有多种原因可导致三尖瓣反流速率被显著低估或高估，从而造成误诊和治疗不当。首先，由于偏心射流导致多普勒信号质量较差或不准确，测量峰值三尖瓣反流速率信号可能发生误差，导致右心室收缩压估计值显著变化。其次，部分患者的下腔静脉宽度难以获取，导致右心房压力估计的准确性降低。再次，在重度三尖瓣反流的患者中，三尖瓣反流速率和右心室收缩压的相关性较差。此外，患者无三尖瓣反流时其 sPAP 无法估测，不能排除 PH 的存在。鉴于这些因素，在筛查 PH 时，不能仅通过三尖瓣反流速率诊断，还需要结合其他超声心动图征象对存在 PH 的可能性进行分级。

## 3.2 超声心动图可提示 PH 患者的病因

对疑为中度或高度 PH 的患者，应进一步通过超声心动图筛查是否存在左心室收缩或舒张功能不全、心脏瓣膜疾病以及先天性心脏病等。必要时可考虑行声学造影和经食管超声心动图检查，以明确 PH 病因。

## 3.3 应用超声心动图评估 PH 患者的预后

右心室功能不全是 PH 患者预后的重要指标。可用超声心动图评估右心功能指标，具体包括：收缩期三尖瓣环位移距离、右心室面积变化分数、组织多普勒测定的右心室游离壁应变和三尖瓣环速率、三维超声心动图测定的右心室射血分数，以及 TAPSE/sPAP 等。

## 3.4 对 PH 高危人群的早期筛查

对于无症状的 PH 高危人群，如患有系统性硬化病、携带

*BMPR2* 基因突变、一级亲属患有可遗传性 PAH(HPAH)或接受肝移植评估，应每年使用超声心动图等方式进行筛查。对于具有一定 PH 风险的人群，如有门静脉高压、人类免疫缺陷病毒感染或患有除系统性硬化病以外的其他结缔组织病的患者，当其出现 PH 相关症状时，应接受超声心动图、脑利尿钠肽(BNP)或 N 端脑利钠肽前体(NT-proBNP)、肺功能或心肺运动试验等检查进行早期筛查。

# 4 PH 确诊

## 4.1 右心导管检查

RHC 是诊断 PH 的金标准，尤其是 PAH 和 CTEPH，需要通过 RHC 进行确诊。对于合并 PH 的左心疾病和肺病患者，经基础疾病的优化治疗后，若仍伴有重度 PH 和(或)右心室功能障碍，建议行 RHC。RHC 需要在专业的中心按照标准操作流程进行，采集完整的血流动力学参数。此外，为了进一步了解 PH 的病因，还需要分部位采血测定血氧饱和度。

## 4.2 急性血管反应试验

对于特发性 PAH(IPAH)、HPAH、药物和毒物相关 PAH 患者首次进行 RHC 时，应行急性血管反应试验，以筛选出对钙拮抗剂(CCB)治疗有效的 PAH 患者。当用药剂量达到目标剂量或出现低血压、严重心动过缓、头晕、胸闷、四肢麻木等不良反应时应终止试验，复测肺动脉压力、心排量等血流动力学参数。

急性血管反应试验阳性的标准：mPAP 下降至少 10 mmHg，且绝对值下降至 40 mmHg 以下，心排量升高或维持不变。

# 5  明确 PH 病因

## 5.1  筛查左心疾病

左心疾病所致 PH 是最常见的 PH 类型, 可由射血分数降低、射血分数轻度降低和射血分数保留的心力衰竭, 以及左心瓣膜性心脏病引起。另外, 先天性或获得性肺静脉狭窄也可以引起 PH。对于具备下列危险因素的 PH 患者应疑诊左心疾病所致 PH, 如肥胖、高血压、冠心病、糖尿病、血脂异常、心房颤动、左束支阻滞等。通过完善心电图、胸部 X 线片、超声心动图、心脏 CT 血管造影、心血管介入、心脏磁共振成像等检查, 有助于明确左心疾病所致 PH 的诊断, 必要时行右心导管检查, PAWP>15 mmHg 考虑左心疾病所致 PH。

## 5.2  筛查肺病和(或)低氧相关疾病

慢性阻塞性肺疾病和(或)肺气肿、间质性肺疾病、肺间质纤维化肺气肿以及低通气综合征等低氧性疾病容易并发 PH。5%以上的高原地区人群合并低氧相关 PH。综合临床表现、血气分析、肺功能(包括通气功能和弥散功能)、胸部 CT、睡眠呼吸监测等检查结果有助于明确肺病和(或)低氧疾病的诊断。

## 5.3  筛查肺动脉阻塞性疾病

CTEPH 是最常见的亚类, 也是肺动脉高压常见原因。其他肺动脉阻塞性疾病还包括肺动脉肉瘤、其他恶性肿瘤(如肾癌、子宫癌和生殖细胞肿瘤)、非恶性肿瘤(如子宫平滑肌瘤)、肺血管炎、先天性肺动脉狭窄、寄生虫阻塞(如包虫病)等。

　　CTEPH 需通过 V/Q 显像、CT 肺动脉造影(CTPA)、RHC 和肺动脉造影确诊。CTPA 可以评估血栓栓塞部位、阻塞程度以及右心结构，对于鉴别诊断具有重要价值，但 CTPA 对肺动脉段以下的栓塞性病变敏感性较差，不能因 CTPA 阴性而排除 CTEPH。V/Q 显像能较好显示肺动脉段以下血管血流灌注受损情况，是筛查 CTEPH 的首选方法。V/Q 显像正常可排除 CTEPH，V/Q 显像呈肺段分布与通气不匹配的灌注缺损时，考虑诊断 CTEPH，但须结合 CTPA 等影像学检查排除其他肺动脉阻塞性疾病。

　　CTEPH 的诊断标准：经过至少 3 个月的规范抗凝治疗；V/Q 显像阳性，RHC 测定 mPAP>20 mmHg、PAWP≤15 mmHg；CTPA 或肺动脉造影可见 CTEPH 特异性诊断征象，包括环状狭窄、网状病变、缝隙征和慢性闭塞。

## 5.4　筛查 PAH 的相关疾病

　　通过上述检查排除了左心疾病、肺病和(或)低氧以及肺动脉阻塞所致 PH 时，需要收集患者的药物和毒物接触史，进行血常规、血生化、甲状腺功能、自身抗体、人类免疫缺陷病毒抗体以及肝脏超声、腹部 CT 增强扫描等检查，明确是否存在药物和毒物相关 PAH、相关因素(包括结缔组织病、先天性心脏病、门静脉高压、人类免疫缺陷病毒感染等)所致 PAH 以及具有肺静脉或肺毛细血管受累征象的 PAH。对 PAH 患者进行基因筛查有助于 HPAH 的诊断。若上述检查未发现 PAH 原因，患者无家族史或基因检测结果阴性，则诊断为特发性 PAH。

### 5.5 筛查 PH 的罕见或少见病因

第五类 PH 是机制未明或多因素所致 PH，常涉及多个系统，可以通过左心衰竭、低氧、肺动脉阻塞或高心排血量等途径引起。在 PH 病因筛查过程中，如果不能以常见的第二、三、四类 PH 的病因解释，需要进一步排查血液、代谢及系统性疾病等，防止疾病的漏诊。

## 6 PH 的治疗

不同类型的 PH 治疗策略不同，治疗前需要明确 PH 的病因及性质以确定治疗方案。

### 6.1 动脉型肺动脉高压(PAH)

#### 6.1.1 PAH 危险分层

PAH 明确诊断后需进行危险分层评估病情严重程度，以制定治疗方案；随访中还需要进行动态危险分层，评估疗效是否达到治疗目标，并调整治疗方案。简化版危险分层量表根据 PAH 患者 1 年预期病死率分为低危、中危和高危，1 年预期病死率分别为<5%、5%~20%、>20%，具体危险分层量表见附表 3。但值得注意的是，基线时应尽可能获取更多的指标对患者进行综合判断，包括心肺运动试验参数(峰值摄氧量、二氧化碳通气当量斜率)、超声心动图参数(右心房面积、TAPSE/sPAP、有无心包积液)和心脏磁共振成像指标(右心室射血分数、心脏每搏指数、右心室收缩末期容积指数)等，以便更全面精准地评估 PAH 病情严重程度，制定个体化的治疗方案。

**附表 3 动脉型肺动脉高压基线危险分层**

| 预后因素 | 低危(<5%) | 中危(5%~20%) | 高危(>20%) |
|---|---|---|---|
| WHO 心功能分级/级 | I、II | III | IV |
| 六分钟步行距离/m | >440 | 165~440 | <165 |
| 血浆 BNP 或 NT-proBNP 水平 | BNP<50 ng/L 或 NT-proBNP<300 ng/L | BNP 介于 50~800 ng/L 或 NT-proBNP 介于 300~1100 ng/L | BNP>800 ng/L 或 NT-proBNP>1100 ng/L |
| 血流动力学参数 | CI≥2.5 L/(min·m²) 或 SvO2>65% 或 RAP<8 mmHg 或 SVI>38 mL/m² | CI 介于 2.0~2.5 L/(min·m²) 或 SvO2 介于 60%~65% 或 RAP 介于 8~14 mmHg 或 SVI 介于 31~38 mL/m² | CI<2.0 L/(min·m²) 或 SvO2<60% 或 RAP>14 mmHg 或 SVI<31 mL/m² |

注：BNP 为脑利尿钠肽；NT-proBNP 为 N 端脑利尿钠肽前体；CI 为心指数；SvO2 为混合静脉血氧饱和度；RAP 为右心房压力；SVI 为每搏指数。低危指至少符合三项低危标准；中危指不属于低危和高危者；高危指至少符合两项高危指标，其中包括 CI 或 SvO2。1 mmHg≈0.133 kPa。

### 6.1.2 一般措施和基础治疗

一般措施包括在专业医生指导下进行康复运动、育龄期女性避孕、接种疫苗、社会心理支持以及避免前往高海拔地区等。

基础治疗包括吸氧、抗凝、利尿和强心等。动脉血氧饱和度≤90%的PAH患者应进行氧疗。IPAH、HPAH、药物和毒物相关PAH应在医生的指导下进行个体化抗凝治疗，其他类型的PAH患者不推荐常规进行抗凝治疗。常用抗凝药物华法林者，需定期监测国际标准化比值（INR），使其维持在2~3。对于存在右心功能不全、液体潴留的PAH患者应予利尿治疗，以改善患者的症状。地高辛可以增加心脏收缩力，改善心排血量，降低快速房性心律失常的心室率，但在PH患者中的长期疗效尚无明确证据，地高辛的一般推荐剂量为0.125 mg，1次/天。PAH患者若不合并左心疾病，不推荐应用血管紧张素转换酶抑制剂、血管紧张素Ⅱ受体拮抗剂、β受体阻滞剂、沙库巴曲缬沙坦钠、硝酸酯类药物或伊伐布雷定等。

### 6.1.3 特异性治疗

#### 6.1.3.1 CCB

急性血管反应试验阳性的IPAH、HPAH、药物和毒物相关PAH患者应接受最大耐受剂量的CCB。未进行或急性血管反应试验阴性的患者，禁用CCB，否则可能出现低血压、晕厥、右心衰竭等。应用CCB的患者应每3~6个月进行评估，观察其安全性和有效性。如果患者服用最大耐受剂量CCB，WHO心功能分级为Ⅰ/Ⅱ级，BNP<50 ng/L或NT-proBNP<300 ng/L伴血流动力学明显改善，即mPAP<30 mmHg，PVR<4 Woods，建议继续应用CCB；如果病情改善，但未达到上述标准，应考虑合用靶向药

物；如果病情恶化，WHO 心功能分级 Ⅲ/Ⅳ 级，血流动力学无明显改善，则逐渐减停 CCB，根据危险分层给予靶向药物治疗。

### 6.1.3.2 靶向药物

急性血管反应试验阴性的患者需要给予靶向药物治疗。目前靶向药物主要针对一氧化氮、内皮素和前列环素三条通路，每条通路有不同的作用靶点。

无心肺合并症的 PAH 患者，应根据危险分层采用靶向药物治疗：低危、中危患者口服靶向药物联合治疗，高危患者建议给予包括静脉或皮下用前列环素类似物的联合治疗。每 3~6 个月随访一次，低危患者维持原方案；中低危患者予序贯联合不同通路靶向药物治疗，或将 5 型磷酸二酯酶抑制剂升级为可溶性鸟苷酸环化酶激动剂；中高危、高危患者建议给予包括静脉或皮下用前列环素类似物的联合治疗。有心肺合并症的患者，建议起始口服单药，定期随访，根据病情给予个体化治疗。心脏合并症是指存在与左心室舒张功能不全风险增加相关的疾病，包括肥胖、高血压病、糖尿病和冠心病等；肺部合并症包括有轻度实质性肺病的体征，常与一氧化碳弥散量降低相关（占预计值的 45%）。

应避免同一通路的靶向药物联用，特别是可溶性鸟苷酸环化酶激动剂和 PDE5i 禁忌联用。选择具体药物时需要结合药物相互作用、当地医保政策、患者经济状况及不良反应等情况来考量。

### 6.1.4 病因治疗

（1）药物和毒物相关 PAH：对于疑似药物和毒物相关 PAH 患者，应尽快停用相关药物和毒物，中危、高危 PAH 患者可立即进行 PAH 治疗，低危 PAH 患者在停用可疑药物和毒物 3 个月后重新评估，若血流动力学未恢复正常可进行 PAH 治疗。

（2）结缔组织病相关 PAH 应在风湿免疫科接受结缔组织病的规范治疗，同时根据危险分层给予 PAH 靶向药物治疗，并尽早达到并维持在低危状态。

（3）先天性心脏病（如房间隔缺损、室间隔缺损、动脉导管未闭）相关 PAH 通过无创性检查提示存在明显 PH 者，必须行 RHC 以评估缺损闭合指征。肺循环血流量/体循环血流量>1.5 的患者，PVR<3 Woods，建议闭合缺损；PVR 为 3~5 Woods，可考虑闭合缺损；PVR>5 Woods 的，建议转诊至 PH 中心行 PAH 治疗，3~6 个月后再进行评估。艾森门格综合征、缺损矫正术后 PAH 和小缺损合并 PAH 的患者根据危险分层进行 PAH 治疗。

（4）门静脉高压相关 PAH：应积极治疗基础肝脏疾病，尽早进行肝移植评估。mPAP>45 mmHg 是肝移植治疗的绝对禁忌证。经 PAH 靶向治疗后，如果 mPAP<35 mmHg 且 PVR<5 Woods 或 mPAP>35 mmHg，PVR<3 Woods 且右心功能正常，可考虑进行肝移植。

（5）人类免疫缺陷病毒感染相关 PAH：应进行抗逆转录病毒治疗。

（6）具有静脉或毛细血管受累征象的 PAH（肺静脉闭塞症或肺毛细血管瘤），目前肺移植或心肺联合移植是这类患者长期生存的治疗手段，确诊后应尽早进行移植评估。对于不能接受肺移植的患者，可以谨慎使用靶向药物。建议起始单药治疗，并密切监测病情变化。

### 6.1.5　重症 PAH 所致右心衰竭的管理

重症 PAH 所致右心衰竭患者病死率高，需要转诊至专业的

PH 中心进行监测和治疗。监测指标包括血压、心率、血氧饱和度、出入量、NT-proBNP、肌钙蛋白、超声心动图、中心静脉压和中心静脉血氧饱和度，必要时可置入漂浮导管监测血流动力学。

识别并积极处理诱发因素如感染、心律失常、贫血和其他合并症。对于重症患者，液体管理极为关键，应维持液体负平衡，减轻右心室前负荷，改善右心室结构和功能。低心排血量患者可给予正性肌力药如多巴酚丁胺等，低血压患者需给予升压药物维持各脏器灌注，首选药物是去甲肾上腺素和血管加压素。应尽早给予联合靶向药物治疗，包括静脉注射前列环素类药物以降低右心室后负荷，改善右心室结构和功能。对于晚期右心衰竭患者，气管插管和有创机械通气存在病情恶化或死亡的高风险，应尽可能避免。

### 6.1.6　机械循环支持

重症 PAH 患者如有肺移植或恢复的可能，可考虑使用外周静脉-动脉体外膜氧合、插入肺动脉和肺静脉或左心房之间的无泵型膜式氧合器。

### 6.1.7　手术及介入治疗

球囊扩张房间隔造口术和 Potts 分流术：建立心房内分流或左肺动脉至降主动脉分流，可以降低右心的压力，增加左心室前负荷和心排量，但不能降低肺动脉压力，是一种姑息治疗或桥接治疗方法，建议作为经充分内科治疗效果不佳等待肺移植的桥接治疗。由于操作过程复杂，死亡风险高，应在有经验的中心进行评估和操作。

肺移植或心肺联合移植：PAH 患者经充分内科治疗后仍处于中高危或高危状态，需要静脉应用前列环素药物以及已知或可疑肺静脉闭塞症或肺毛细血管瘤患者建议做移植评估。目前国际心肺移植协会推荐对大部分 PAH 患者行双肺移植，由简单先天性心脏病引起的艾森门格综合征患者可选择双肺移植+心脏缺损修补术或心肺联合移植。

肺动脉去神经术：临床研究显示，部分药物治疗反应不佳的 PAH 患者接受肺动脉去神经术治疗可以改善 WHO 心功能分级、运动耐量和血流动力学，但其适应证和长期疗效仍有待进一步证实。

### 6.1.8 随访

PAH 患者总体的治疗目标是达到并维持在低危状态，因此需要定期复查包括 WHO 心功能分级、六分钟步行距离、BNP/NT-proBNP、超声心动图，必要时行 RHC 检查，以评估是否治疗达标。此外，需要定期关注药物不良反应和合并症情况，监测血常规、血生化、铁代谢、D-二聚体、甲状腺功能等。目前国内 PAH 患者随访不规律的现象普遍存在，建议病情稳定的患者每 3~6 个月随访一次，病情不稳定的患者及时就诊并调整治疗方案。

### 6.2 左心疾病所致 PH

左心疾病所致 PH 以治疗左心疾病为主。目前靶向药物对左心疾病所致 PH 尚无循证医学证据，甚至可能加重病情，因此，对这类患者不常规推荐应用靶向药物。对于重度混合型毛细血管后性 PH（如 PVR>5 Woods）患者，建议转诊至 PH 中心，采用个体化治疗策略，在密切监测的情况下可考虑应用 PDE5i。

## 6.3 肺病和(或)低氧所致 PH

对肺病和(或)低氧所致 PH 需优化肺部疾病的治疗,有适应证的患者可行家庭氧疗和无创通气治疗,对于符合条件的肺病合并 PH 患者应行肺移植评估。

目前靶向药物对肺病和(或)低氧所致 PH 尚无循证医学证据,甚至可能加重病情。建议肺病合并重度 PH 的患者(如 PVR>5 Woods)转诊至 PH 中心,采用个体化治疗。INCREASE 研究显示,吸入曲前列尼尔可提高间质性肺病合并 PH 患者的运动耐量,但长期结果需进一步观察。

## 6.4 CTEPH

依据 CTEPH 患者血栓所累及部位、病情严重程度以及合并症决定治疗策略。

### 6.4.1 CTEPH 的基础治疗

血栓复发和溶解不足是 CTEPH 的重要发病机制,因此,对于 CTEPH 患者若无抗凝禁忌,须终身抗凝。抗凝药物可选择华法林,使 INR 维持在 2~3。新型口服抗凝药常作为华法林的替代品用于 CTEPH 的抗凝,但目前缺乏循证医学证据,对于抗磷脂抗体综合征患者建议使用华法林抗凝。其他基础治疗还包括家庭氧疗、改善心功能和心肺康复等。

### 6.4.2 肺动脉血栓内膜剥脱术

肺动脉血栓内膜剥脱术(PEA)是治疗 CTEPH 最有效的方法,通过切除肺动脉血栓内膜,可以恢复肺血流动力学和改善活动耐量。

PEA 手术适应证:栓塞部位手术可及,WHO 心功能分级 II ~ IV 级,术前 PVR>3.75 Woods,无严重合并症,且患者及家属有手术意愿。

PEA 相对禁忌证:血栓位于肺动脉亚段水平,手术部位不可及,严重右心功能不全,严重合并症。PEA 必须在有经验的 PH 中心进行。

### 6.4.3  球囊肺动脉成形术

对于不能行 PEA、PEA 后持续或复发 PH 的患者,球囊肺动脉成形术(BPA)可改善其血流动力学、右心功能和运动耐量。经多学科讨论因各种原因不能接受 PEA 的 CTEPH 患者,可考虑行 BPA 治疗。BPA 相对禁忌证:肾功能衰竭、对比剂过敏、严重凝血功能障碍、感染性疾病急性期、严重心功能不全、因各种原因无法配合手术。BPA 采用分次扩张的方法,根据经验及血流动力学结果,以及患者功能状态决定所需操作次数。BPA 主要并发症包括肺血管损伤和再灌注性肺损伤,严重者可危及生命,需要在有经验的 PH 中心进行。

### 6.4.4  药物治疗

CTEPH 患者肺组织病理检查显示除了阻塞性病变外,未阻塞部位可见类似 PAH 的肺小血管重构病理学改变。这部分患者可能会从 PAH 靶向药物中获益。利奥西呱是目前唯一有 CTEPH 适应证的靶向药物,可用于不能手术、术后持续或复发 CTEPH 的患者。其他靶向药物虽未获得 CTEPH 的适应证,但临床研究显示 PDE5i、内皮素受体拮抗剂和前列环素类似物能改善 CTEPH 患者运动耐量、心功能以及血流动力学,对于无法耐受利奥西呱或严重心功能不全的患者可考虑应用。

### 6.4.5 多模式综合治疗策略

CTEPH 患者往往同时存在近端病变、远端病变和微血管病变，建议转诊至 PH 中心，通过多学科团队全面评估，采用 PEA、BPA 和靶向药物的多模式综合治疗策略，定期随访。

## 6.5 机制未明和(或)多因素所致 PH

第五类 PH 涉及多系统疾病，病因复杂，目前缺乏靶向药物治疗的循证医学证据，特别是部分患者表现为毛细血管后性 PH，靶向药物会加重病情。因此，不常规推荐将靶向药物用于这类患者，主要是针对原发病进行个体化治疗。

# 7 转诊

## 7.1 PH 中心建设

①PH 中心必须具备多学科诊疗团队包括专业的肺血管病专科医生、心外科医生、护士、影像学医生、随访员、数据管理员等；②PH 中心每年收治 PAH 和 CTEPH 患者至少 50 例；③PH 中心需要具备开展肺血管病的 RHC 和肺 V/Q 显像的能力，处方肺动脉高压 3 条通路的靶向药物(其中必须包括肠外前列环素类似物)，开展 BPA 与 PEA；④PH 中心必须每年接受审查；⑤PH 中心应具备双向转诊制度，患者可及时进行转诊。

## 附录六　成人肺高血压患者运动康复中国专家共识

中国医师协会心血管内科医师分会
中国医院协会心脏康复管理专业委员会

肺高血压(PH)是由已知或未知原因引起的肺循环压力异常升高的病理生理状态。肺循环压力异常升高包括毛细血管前性PH、毛细血管后性PH和混合性PH。PH的血流动力学定义为：在海平面状态下、静息时，右心导管所测的肺动脉平均压＞20 mmHg。病因可以来源于肺血管自身病变，也可继发于其他心肺疾患。

PH患者临床表现差异大，绝大多数以活动后胸闷、气短及右心功能不全为主要特征，对运动的耐受性明显降低。运动不耐受的病理生理机制表现在呼吸、循环、神经、肌肉等多个系统。个体化运动康复治疗对病情相对稳定的PH患者有明显的临床获益，有助于提高其运动耐量、心肺功能和生活质量。目前我国PH运动康复治疗仍处于起步阶段，缺乏统一的运动康复治疗方案。为了规范我国PH患者的运动康复治疗，特编写此专家共识。

## 1　PH概述

### 1.1　PH的临床分类

参照2018年第6届世界肺动脉高压大会(world symposium on

pulmonary hypertension，WSPH)指南和《中国肺高血压诊断和治疗指南 2018》，PH 的临床分类为：①动脉型肺动脉高压(PAH)；②左心疾病所致 PH；③呼吸系统疾病和(或)缺氧所致 PH；④肺动脉阻塞性疾病所致 PH；⑤机制不明和(或)多因素所致 PH(附表 1)。

附表 1　PH 的临床分类

| 分类 | 具体特征 |
| --- | --- |
| PAH | (1)特发性 PAH<br>(2)遗传性 PAH<br>(3)药物和毒物相关 PAH<br>(4)疾病相关 PAH<br>　① 结缔组织病<br>　② 人类免疫缺陷病毒感染<br>　③ 门静脉高压<br>　④ 先天性心脏病<br>　⑤ 血吸虫病<br>(5)对钙通道阻滞剂长期有效的 PAH<br>(6)肺静脉闭塞症和(或)肺毛细血管瘤<br>(7)新生儿持续性肺动脉高压 |
| 左心疾病所致 PH | (1)射血分数保留心力衰竭的 PH<br>(2)射血分数降低心力衰竭的 PH<br>(3)心脏瓣膜病<br>(4)先天性或获得性心血管疾病导致的毛细血管后性 PH |

续附表1

| 分类 | 具体特征 |
|---|---|
| 呼吸系统疾病和<br>(或)缺氧所致PH | (1)阻塞性肺疾病<br>(2)限制性肺疾病<br>(3)其他混合性限制/阻塞性肺疾病<br>(4)非肺部疾病所致低氧<br>(5)肺发育异常性疾病 |
| 肺动脉阻塞性<br>疾病所致PH | (1)慢性血栓栓塞性肺动脉高压(CTEPH)<br>(2)其他肺动脉阻塞病变所致PH<br>　①肺动脉肉瘤或血管肉瘤<br>　②其他恶性肿瘤<br>　③非恶性肿瘤<br>　④肺血管炎<br>　⑤先天性肺动脉狭窄<br>　⑥寄生虫阻塞 |
| 机制不明和(或)<br>多因素所致PH | (1)血液系统疾病<br>(2)系统性和代谢性疾病<br>(3)其他:慢性肾功能衰竭,纤维性纵隔炎,节段性PH<br>(4)复杂先天性心脏病 |

注:PAH,动脉型肺动脉高压;PH,肺动脉高压。

## 1.2　PH 治疗及进展

　　针对 PH 的治疗有药物治疗、手术治疗和运动康复治疗。药物治疗包括钙通道阻滞剂、PAH 靶向药物及支持性治疗。PAH

靶向药物包括内皮素受体拮抗剂（波生坦、安立生坦、马昔腾坦等）、5 型磷酸二酯酶抑制剂（西地那非、他达拉非、伐地那非等）、鸟苷酸环化酶激动剂（利奥西呱等）、前列环素类药物（依前列醇、伊洛前列素、曲前列尼尔、司来帕格等）。支持性治疗包括吸氧、抗凝、利尿、强心等。手术治疗包括经皮肺动脉腔内成形术、经皮肺静脉腔内成形术、肺动脉去神经术、球囊扩张房间隔造口术、肺动脉血栓内膜剥脱术、肺移植或心肺联合移植等。

尽管 PH 药物及手术治疗取得了较大进步，但在多数情况下，患者临床症状仍进行性加重，运动能力逐渐减低，生活质量逐渐下降，临床治疗不能完全阻止或逆转右心室功能障碍。2015 年欧洲心脏病学会（European Society of Cardiology，ESC）/欧洲呼吸学会（European Respiratory Society，ERS）发布的 PH 诊断和治疗指南以及 2018 年美国胸科医师协会发布的成人 PAH 治疗指南均推荐经药物优化治疗后对体力受限的 PAH 患者在密切医学监测下的运动康复计划（Ⅱa 类，B 级），成为 PH 治疗新进展之一。

## 2　PH 运动康复治疗的循证医学证据

运动训练可以改善 PH 患者的心肺功能储备、血流动力学、骨骼肌力量、精神心理状态及生活质量等。多数研究认为运动通过影响氧化应激、炎症、血管舒缩状态、血管重塑和血栓形成等病理生理机制发挥重要作用（附图 1），定期运动训练会增加肺血管内皮细胞产生一氧化氮，减轻 PAH，并减轻右心室肥大。有氧运动、抗阻运动和呼吸肌训练相结合可增加六分钟步行距离（6MWD）和峰值摄氧量，提高患者运动耐力。同时，运动训练也有助于改善 PH 患者的心理状态和生活质量。尽管不同的研究采用的运动方案和观察指标不尽相同，但 PH 患者运动训练的有效性和安全性均已被多项研究证实。因此，应积极鼓励 PH 患者参加运动康复计划。

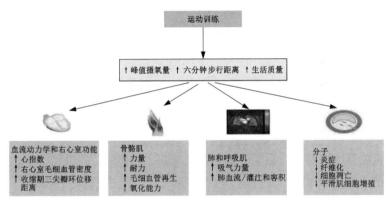

↑，增加；↓，减少。

**附图 1　运动训练改善肺动脉高压的机制**

### 2.1　PH 运动康复治疗可提高运动耐力

多项临床荟萃研究结果显示，运动训练能提高 PH 患者的运动能力，且安全可行。对于世界卫生组织（WHO）心功能分级Ⅱ～Ⅳ级的 PH 患者，运动治疗后患者峰值摄氧量较对照组提高近 25%。WHO 心功能分级Ⅳ级的 PH 患者的运动耐力改善较Ⅱ～Ⅲ级患者更明显。严重 PH 患者运动康复前瞻性随机对照试验表明：运动训练 15 周后，运动康复组 PH 患者 6MWD 较对照组明显提高[（96±61）m，$P<0.0001$]。

## 2.2 PH 运动康复治疗可提高生活质量

多项研究证实，运动训练对 PH 患者的生活质量有显著影响。运动训练后 PH 患者的 SF-36 评分和 CAMPHOR 问卷评分均有显著的提高。不同 WHO 心功能分级的 PH 患者进行运动训练后的生活质量均有改善。

## 2.3 PH 运动康复治疗降低肺血管阻力

在医学监测下的运动训练可以改善重度 PAH 以及无法手术治疗的慢性血栓栓塞性肺动脉高压（CTEPH）患者的右心室功能及肺血流动力学。研究显示运动康复可以显著增加这些 PH 患者在静息状态及最大运动时的心指数（CI），显著降低静息状态下的平均肺动脉压和肺血管阻力。

## 2.4 PH 运动康复治疗提高肌肉力量

研究证实 PH 患者在运动训练后，骨骼肌纤维可以由Ⅱx 型肌纤维转变为更具有氧化代谢能力的Ⅱa 型肌纤维，并增加Ⅰ型肌纤维，提高 PH 患者的肌肉力量、耐力及肌肉爆发力。同时，PH 患者通过吸气肌训练能够降低交感神经张力，进而改善心功能，降低呼吸阻力；吸气肌训练也能提高吸气肌的线粒体浓度，提高吸气肌摄氧量，进而提高吸气肌力量，提高患者呼吸效率，减轻患者呼吸困难的程度，提高生活质量。

## 2.5 PH 运动康复治疗的安全性

在最近发表的荟萃分析中，PH 患者运动康复不良事件发生率为 3%~10%。在运动训练期间均未观察到临床症状恶化和心力衰竭。在 674 例接受过运动训练的 PH 患者中，有 64 例患者（9.5%）上报了不良事件。门诊 PH 患者运动相关不良事件主要是头晕、疲劳或低血压。不到 1% 的患者在运动训练期间或训练后短暂出现非持续性室上性心律失常、晕厥和晕厥前兆。

## 3　PH 患者住院期间运动康复临床路径

建议 PH 患者应在专业的心脏康复中心评估和制订运动训练计划。在 PH 患者开始运动康复前，应先优化指南推荐的药物治疗方案。对于行右心导管检查、经皮肺动脉腔内成形术、经皮肺静脉腔内成形术、球囊扩张房间隔造口术、肺动脉血栓内膜剥脱术等手术的 PH 患者，注意穿刺肢体的制动和伤口情况，避免穿刺部位的肢体过度牵伸，待病情稳定后应尽早进行运动康复干预，减少卧床带来的并发症。建立 PH 患者住院期间运动康复临床路径，有助于规范 PH 患者运动康复治疗。

### 3.1　康复评估

PH 患者住院后经积极临床治疗且病情稳定者，可进行康复评估，在患者能耐受运动并保证安全的前提下，应尽早开始运动康复。根据患者病情、就诊医疗机构的设备和技术，选择合适的康复评估方法（附表 2），并制订康复计划。

**附表 2  PH 患者康复评估内容建议**

| 项目 | 内容 |
|---|---|
| 病史 | 心肺疾病史、深静脉血栓形成史、合并症及治疗史、其他系统病史、靶向药物应用情况及其他用药史、烟酒史 |
| 一般功能 | (1)心电图、超声心动图、肺功能、血氧饱和度($SpO_2$)、血压、BNP 或 NT-proBNP<br>(2)WHO 心功能分级<br>(3)检查运动系统、神经系统等影响运动的因素<br>(4)脑、肾、肝等重要脏器的功能<br>(5)日常活动水平、兴趣爱好和运动习惯 |
| 日常生活能力体适能 | 巴氏指数评定表(BI)或功能独立性评定(FIM)<br>(1)握力测试<br>(2)30 s 坐站试验<br>(3)计时起立行走测试(TUG) |
| 心肺耐力 | (1)mMRC 呼吸困难量表(附件1)<br>(2)Borg 呼吸困难评分(附件2)<br>(3)Duke 活动状态指数(DASI,附件3)<br>(4)六分钟步行试验<br>(5)心肺运动试验(依医院条件和患者情况选择) |
| 虚弱 | Frail 问卷(附件4)或 Fried 评估量表 |
| 营养 | 简易营养评估(MNA) |
| 心理精神 | PHQ-9/GAD-7 或 HADS |
| 睡眠 | 匹兹堡睡眠质量指数(PSQI) |
| 生活质量 | (1)emPHasis-10 肺高血压健康生活质量评分(附件5)<br>(2)明尼苏达心衰质量量表 |

注:根据患者病情、就诊医疗机构的设备和技术,选择合适的康复评估方法;BNP,脑利尿钠肽;NT-proBNP,N 端脑利钠肽前体;WHO,世界卫生组织;mMRC 呼

吸困难量表，改良版英国医学研究学会呼吸困难量表；emPHasis-10，肺高血压健康生活质量评分；PHQ-9，抑郁症筛查量表；GAD-7，焦虑症筛查量表；HADS，医院焦虑抑郁量表。

## 3.2 PH 患者住院早期运动康复

对住院的 PH 患者进行早期康复干预，目的是让患者建立运动康复治疗理念，为患者出院后持续康复做好充分准备。根据患者病情和相关评估，确定每天的运动康复训练内容，并逐渐增加运动量(附表 3)。研究表明，早期屈膝抗重力训练和增强吸气肌力量的训练，有助于提高 PH 患者的运动耐力。PH 住院患者早期运动康复建议依临床路径进行。对有咯血或晕厥病史者，建议在严密医学监测下进行运动康复，高度重视晕厥前兆，如头晕、黑矇等。

**附表 3　肺高血压患者住院早期运动康复方案建议**

| 康复方案 | 运动处方要点 | 注意事项 |
|---|---|---|
| 1~2 METs 运动处方 | 维持体位治疗、在床上做被动关节运动，踝背屈、跖屈，辅助转移训练等，以维持简单的日常生活自我照料活动。逐渐增加运动量，在床上做主动肢体抗重力训练，床边站立和缓慢步行训练，平衡训练，屈膝抗重力训练和低负荷哑铃训练等。每日训练 1~2 次，每次 10~20 分钟 | 以患者耐受为宜；因手术穿刺的肢体需在制动解除后进行运动训练，注意伤口情况；运动中密切监测生命体征和血氧饱和度 |

**续附表3**

| 康复方案 | 运动处方要点 | 注意事项 |
|---|---|---|
| 2~3 METs 运动处方 | 病房内步行训练，阶梯训练，低负荷肢体抗阻训练和心肺耐力训练，可进行太极拳和八段锦等传统功操训练。每日训练1~2次，每次10~20分钟 | 可间歇进行低强度运动，以患者耐受为宜；运动中密切监测生命体征和血氧饱和度；出院前可以进行六分钟步行试验，制订运动处方和出院后运动康复计划 |
| 吸气肌训练 | 指导使用呼吸训练器进行吸气肌力量训练和耐力训练。每日训练1~2次，每次10~15分钟，起始强度为最大吸气压的30% | 以患者耐受为宜，并监测患者的血压和症状 |

注：METs，代谢当量，当健康成年人在坐位安静状态下耗氧量为3.5 mL/(kg·min)时，定义为1 MET；根据其他活动时的耗氧量[mL/(kg·min)]，可推算出相应的METs值。

## 3.3 出院运动康复指导

PH患者出院前应完善心功能和肢体深静脉血栓相关检查，确定患者无运动测试禁忌后进行运动耐力测试，可选择六分钟步行试验、两分钟踏步试验、递增功率心肺运动试验或恒定功率心肺运动试验等进行康复评估。如果患者无运动康复禁忌，建议出院后尽早到专业的心脏康复机构进行运动康复。如果患者暂不适宜运动康复，应进行运动康复宣教，建议患者定期到心脏康复中心随访。

## 4　PH 患者门诊康复临床路径

PH 患者通常存在运动不耐受。临床对照研究证明，运动训练可以提高患者生活质量和运动耐力。在门诊建立 PH 运动康复计划并强化干预，有利于在基层医院和家庭延续住院时或医院心脏康复中心的运动训练，可提高 PH 患者的运动康复的参与率和临床治疗效果。PH 患者门诊康复临床路径包括制订康复计划、健康教育、临床综合评估、危险分层、运动处方、监督与随访六个核心部分。

### 4.1　康复计划

医生首次接诊 PH 患者，应制订完善的康复治疗计划，并将其形成电子健康档案进行保存。进行 PH 相关健康教育，教育课程至少包括 PH 发病机制和预后，介绍和解释肺功能测试的意义和报告解读，以及吸气肌训练、呼吸模式训练、长期坚持康复训练的益处。

### 4.2　临床综合评估

多学科团队合作对 PH 患者进行临床综合评估，其内容包括 PH 临床分型、症状体征、辅助检查、运动能力、心理评估、睡眠障碍评估和营养状态评估等（附表 2）。运动耐力评估是 PH 患者运动康复的重要内容，是进行危险分层和制订个体化运动处方的重要依据。

## 4.3 危险分层

关于 PH 危险分层的方法较多，临床应用较复杂。本共识参考 2015 年欧洲心脏病学会/欧洲呼吸学会的《肺高血压诊断和治疗指南》将 PH 患者分为低风险、中风险和高风险三个等级（附表 4）。针对不同危险分层的 PH 患者制订运动处方，确定运动训练时医学监护和必要的应急措施。

附表 4　成人肺高血压患者危险分层

| 决定预后的因素[a]（预估 1 年病死率） | 低风险 | 中风险 | 高风险 |
|---|---|---|---|
| 右心衰竭的临床体征 | 无 | 无 | 有 |
| 症状的进展 | 无 | 缓慢 | 快速 |
| 晕厥 | 无 | 偶发晕厥[b] | 反复晕厥[c] |
| WHO 心功能分级/级 | I～II | III | IV |
| 6MWD/m | >440 | 165～440 | <165 |
| 心肺运动试验 | peak $VO_2$>15 mL/（kg・min）（>65% pred.）VE/$VCO_2$ slope<36 | peak $VO_2$ 11～15 mL/（kg・min）（35%～65% pred.）VE/$VCO_2$ slope 36～44.9 | peak $VO_2$<11 mL/（kg・min）（<35% pred.）VE/$VCO_2$ slope≥45 |
| 血浆 NT-proBNP 水平 | BNP<50 ng/L NT-proBNP<300 ng/L | BNP 50～300 ng/L NT-proBNP 300～1400 ng/L | BNP>300 ng/L NT-proBNP>1400 ng/L |

**续附表4**

| 决定预后的因素[a]<br>(预估1年病死率) | 低风险 | 中风险 | 高风险 |
|---|---|---|---|
| 影像学(超声心动图,CMR显像) | RA面积<18 cm²<br>无心包积液 | RA面积18~26 cm²<br>无或少量心包积液 | RA面积>26 cm²<br>心包积液 |
| 血流动力学 | RAP<8 mmHg<br>CI≥2.5<br>L/(min·m²)<br>SvO₂>65% | RAP 8~14 mmHg<br>CI 2.0~2.4<br>L/(min·m²)<br>SvO₂ 60%~65% | RAP>14 mmHg<br>CI<2.0<br>L/(min·m²)<br>SvO₂<60% |

注:低风险指预估1年病死率<5%;中风险指预估1年病死率为5%~10%;高风险指预估1年病死率>10%;6MWD,六分钟步行距离;BNP,脑利尿钠肽;CI,心指数;CMR,心脏磁共振;NT-proBNP,N端脑利钠肽前体;pred.,预测的;RA,右心房;RAP,右心房压;SvO₂,混合静脉血氧饱和度;VE/VCO₂,CO₂通气当量;peak VO₂,峰值摄氧量;WHO,世界卫生组织;a,决定预后的因素(变量及界值)源于证据和专家意见,主要用于IPAH的评估、治疗决策和判断预后。但应用于其他类型PH患者危险分层时需谨慎,应综合考虑各变量影响和有效的治疗措施;b,偶发晕厥,指在轻度或剧烈运动时偶发晕厥,或一般情况相对稳定的患者出现偶发直立性晕厥;c,反复晕厥,指在进行轻微或日常活动时即出现晕厥。

## 4.4 运动处方

对于不同危险分层的PH患者建议采用不同强度的运动处方(附表5),推荐有氧运动和抗阻运动训练联合呼吸训练。有证据表明,有氧运动和(或)抗阻运动联合吸气肌力量训练明显优于单独运动训练或呼吸训练。根据现有循证证据,建议在专业的心脏康复中心进行为期3周的医学监测下的康复训练,之后在家庭环境中继续进行12周的康复训练,再进行评估以确定后续康复方案。

### 附表 5　PH 患者门诊运动康复处方建议

| 频率 | 有氧运动 | 抗阻运动 | 吸气肌训练 |
|---|---|---|---|
| | 每周 3~5 天 | 每周 3 天 | 每周 5~7 天 |
| 中等强度低危患者 | 有氧运动强度应在 40%~70% peak $VO_2$ 或 70%~80% HRR 或功率车的输出功率设为 10~60 W，依评估逐渐增加强度，最大强度不超过 70% peak $VO_2$；运动中以保持 Borg 评分在 3~6 分为宜（附件 2） | 运动强度在 50%~75% 1RM，依评估逐渐增加强度；在运动中以保持 Borg 评分在 3~6 分为宜 | 起始强度以最大吸气压的 30% 为宜，每天 1~2 次，每次 10~15 分钟，依患者耐受程度酌情增减 |
| 低强度中危患者 | 有氧运动强度应在 40%~50% peak $VO_2$ 或 60%~70% HRR 或功率车的输出功率设为 10~40 W，依评估逐渐增加强度，最大强度不超过 50% peak $VO_2$；运动中以保持 Borg 评分在 3~6 分为宜 | 运动强度在 30%~50% 1RM，依评估逐渐增加强度；在运动中以保持 Borg 评分 3~6 分为宜 | 起始强度以最大吸气压的 30% 为宜，每天 1~2 次，每次 10~15 分钟，依患者耐受程度酌情增减 |
| 低强度或恒定强度高危患者 | 有氧运动强度应在 40% peak $VO_2$ 或 40%~60% HRR 或功率车的输出功率设为 10~20 W 维持低强度运动，遵医生建议个体化调整运动量，运动中以保持 Borg 评分在 3~6 分为宜 | 运动强度 < 30% 1RM 或按照医生建议进行低负荷运动，运动中以保持 Borg 评分为 3~6 分为宜 | 起始强度以最大吸气压的 30% 为宜，每天 1~2 次，每次 10~15 分钟，依患者耐受程度酌情增减 |

续附表5

| 频率 | 有氧运动 | 抗阻运动 | 吸气肌训练 |
|------|----------|----------|------------|
| | 每周 3~5 天 | 每周 3 天 | 每周 5~7 天 |
| 时间 | 依患者耐受程度调整运动时间，建议进行间歇运动训练，总时间在 10~30 分钟；高危患者酌情缩短训练时间 | 依患者耐受程度调整运动时间，建议抗阻训练 10~20 分钟，间隔 48 小时重复；高危患者酌情缩短训练时间 | 依患者耐受程度调整运动时间，建议呼吸训练每次 10~15 分钟；高危患者酌情缩短训练时间 |
| 类型 | 有氧功率车、跑台、快步走、慢跑等 | 哑铃、弹力带、气阻训练设备等 | 徒手抗阻、呼吸训练器 |
| 注意事项 | 医学监护下运动 | 医学监护下运动，避免 Valsalva 动作 | 徒手训练时注意预防肋骨骨折 |
| 医学监测和处置 | 呼吸系统疾病相关 PH 患者 $SpO_2$ <80%，或其他类型 PH 患者 $SpO_2$ <85%，或各种类型 PH 患者在运动中 $SpO_2$ 下降>5%，或出现低血压，停止运动训练，给予吸氧治疗并调整运动处方 | | |

注：peak $VO_2$，峰值摄氧量；$SpO_2$，血氧饱和度；在整个训练过程中通过遥测系统对患者进行心电、血氧饱和度、血压监测，观察呼吸困难情况；1RM，指完成单次运动所能耐受的最大重量。

# 5　PH 患者居家运动康复治疗

　　PH 患者居家运动康复涉及预防、治疗、康复和社会心理等问题。有证据表明，基于家庭的 PH 运动康复与在医院康复训练具有同样的效果。居家运动康复目标为帮助 PH 患者维持已建立的运动习惯，避免运动风险，恢复家庭生活和社会交往等日常活动，指导患者重返工作岗位。

建议患者以门诊康复的运动处方为依据，参照其运动强度（代谢当量，MET）选择合适的日常运动，将门诊康复的运动处方转化为家庭的日常活动和职业活动，指导患者在社区和家庭进行相应强度的运动训练。患者居家进行运动训练时佩戴远程心电监测和血氧监测设备等，遵守门诊康复医生的康复指导和注意事项，自主控制运动强度，避免运动风险。太极拳和八段锦等传统运动可作为低中强度有氧运动，适合于 PH 患者在社区和家庭进行运动训练。

## 6 影响 PH 患者运动康复疗效的因素

影响 PH 患者运动康复疗效的原因较多，包括患者自身因素、社会经济因素和对药物治疗的反应等方面。高龄、女性、未婚、文化程度低、不良生活方式、运动不耐受、合并症多、久坐无运动意愿、吸烟、失业或低收入等患者自身与社会经济因素，均会导致患者运动康复参与率低，依从性低，康复获益较低；反之，重视个人健康、常与医生交流、有医保支持和(或)有条件到专业心脏康复中心的患者运动康复参与率高，依从性高，康复获益也就较高。此外，需关注靶向药物及对症支持药物在改善心功能、生活质量方面的作用，从而提高运动康复的参与率；同时，也需关注药物不良反应对康复效果带来的负面影响。

## 7 PH 患者运动康复风险防范

强烈建议 PH 患者在运动训练前做好风险评估和制订个体化

运动处方,并依患者耐受程度适时调整运动方案,以降低运动风险。在 PH 患者运动康复训练过程中,心脏康复团队人员应掌握患者病因、合并症、并发症及临床特点的差异,密切观察患者症状及心率、血压、血氧饱和度和自我耐受程度,依据患者的运动耐受情况调整运动康复方案。若运动中出现胸痛、呼吸困难、新发心律失常、心力衰竭加重、头晕、黑矇、晕厥等,应立即停止运动训练,启动应急预案,避免发生意外事件和猝死。强烈建议 PH 患者不参加竞技运动;WHO 心功能分级 Ⅲ、Ⅳ 级或动脉血氧分压<60 mmHg 的 PH 患者,需谨慎飞行或在飞行过程中须有氧气支持。此外,PH 患者应避免前往高海拔(1500~2000 m 或以上)地区或低氧环境。

## 8 PH 心脏康复团队建设

建议 PH 患者的运动康复管理在专业的心脏康复中心由多学科团队协作共同完成。心脏康复多学科团队成员包括心内科医生、康复治疗师、护士、临床药师、营养师、心理医生和急诊科医生等。PH 临床治疗也需要相关专科(如呼吸科、风湿科、血液科等)的支持。团队成员均应经过心脏康复规范化培训,熟练掌握 PH 的专科知识,识别相关异常心电图,评估运动风险,掌握运动康复的适应证与禁忌证,进行疾病危险分层,正确解读心肺运动负荷试验的相关数据并制订实施个体化运动处方,具备处理常见心血管应急事件的能力和心血管急症抢救经验等。

## 9 随访

对 PH 患者应定期随访和管理,随访内容见附表6。

附表 6　PH 患者随访时间和评估

| 项目 | 基线 | 每 3~6 个月[a] | 每 6~12 个月[a] | 调整治疗后 3~6 个月[a] | 临床情况 恶化时 |
|---|---|---|---|---|---|
| 医学评估和 WHO 心功能分级 | + | + | + | + | + |
| 心电图 | + | + | + | + | + |
| 6MWT/Borg 呼吸困难评分 | + | + | + | + | + |
| CPET | + | + | + | + | +[e] |
| 心脏超声 | + | + | + | + | + |
| 基本化验[b] | + | + | + | + | + |
| 其他化验[c] | + | | + | | + |
| 血气分析[d] | + | | + | + | + |
| 右心导管 | + | | +[f] | +[e] | +[e] |

注：6MWT，六分钟步行试验；CPET，心肺运动试验；WHO，世界卫生组织；a. 根据患者需要调整间期；b. 基本化验包括血细胞计数、国际标准化比值（接受维生素 K 拮抗剂的患者）、血清肌酐、钠、钾、谷草转氨酶/谷丙转氨酶、胆红素、脑利尿钠肽/N 端脑利钠肽前体、D-二聚体；c. 其他化验包括促甲状腺素、肌钙蛋白、尿酸、铁状态（铁、铁蛋白、可溶性转铁蛋白受体）等；d. 如果不能行血气分析检查，稳定患者可以用外周血氧饱和度替代动脉血气分析或动脉化毛细血管法血气分析；e. 应该考虑；f. 在一些中心随访期间必要时行右心导管。

# 10　展望

PH 患者运动康复在国内外仍处于起步阶段。国外大多数研

究以 PAH、呼吸系统疾病相关 PH、CTEPH 为主，循证证据表明
PH 患者运动康复有助于提高运动耐量、心肺功能和生活质量。
国内对 PH 患者运动康复的研究较少，且 PH 患者运动康复参与
率和依从性较低。依托现代互联网技术和可穿戴智能设备的家
庭应用，积极借助远程医疗和在线指导 PH 患者居家运动康复，
探索适合我国 PH 患者的运动康复方案和模式，可提高 PH 患者
运动康复的参与率和依从性，提高 PH 患者运动康复的安全性和
临床效果。

### 附件 1 mMRC 呼吸困难量表

| 分级/级 | 表现 |
|---|---|
| 0 | 仅在费力运动时出现呼吸困难 |
| 1 | 在平地快步走或步行爬小坡时出现气短 |
| 2 | 由于气短，平地走时比同龄人慢或需要停下来休息 |
| 3 | 在平地行走 100 m 左右时或数分钟后需要停下来喘气 |
| 4 | 因严重呼吸困难不能离开家，或穿脱衣服时出现呼吸困难 |

注：mMRC 呼吸困难量表，改良版英国医学研究学会呼吸困难量表。

### 附件 2 Borg 呼吸困难评分

| 评分/分 | 表现 |
|---|---|
| 0 | 一点也不觉得呼吸困难或疲劳 |
| 0.5 | 非常非常轻微的呼吸困难或疲劳，几乎难以觉察 |
| 1 | 非常轻微的呼吸困难或疲劳 |
| 2 | 轻度的呼吸困难或疲劳 |

### 续附件2

| 评分/分 | 表现 |
|---|---|
| 3 | 中度的呼吸困难或疲劳 |
| 4 | 略严重的呼吸困难或疲劳 |
| 5 | 严重的呼吸困难或疲劳 |
| 6~8 | 非常严重的呼吸困难或疲劳 |
| 9 | 非常非常严重的呼吸困难或疲劳 |
| 10 | 极度的呼吸困难或疲劳、达到极限 |

### 附件3 Duke活动状态指数(DASI)

| 编号 | 内容 | 是 | 否 |
|---|---|---|---|
| 1 | 照顾好自己(例如吃饭、穿衣、洗澡、上厕所) | +2.75 | 0 |
| 2 | 室内步行 | +1.75 | 0 |
| 3 | 在平地上步行1~2个街区 | +2.75 | 0 |
| 4 | 爬上一段楼梯或走上一座小山 | +5.5 | 0 |
| 5 | 跑一小段路 | +8.0 | 0 |
| 6 | 做轻度家务(例如除尘、洗碗) | +2.7 | 0 |
| 7 | 做中度的家务(例如吸尘、清扫地板、携带杂货) | +3.5 | 0 |
| 8 | 做繁重的家务(例如擦洗地板、举起或搬运重型家具) | +8.0 | 0 |
| 9 | 做庭院劳动(例如耙树叶、除草、推动割草机) | +4.5 | 0 |
| 10 | 有性生活 | +5.25 | 0 |
| 11 | 参加适度的娱乐活动(例如打高尔夫、打保龄球、跳舞、双打网球、投掷棒球或橄榄球) | +6.0 | 0 |

**续附件3**

| 编号 | 内容 | 是 | 否 |
|------|------|------|------|
| 12 | 参加剧烈运动(例如游泳、单打网球、踢足球、打篮球、滑雪) | +7.5 | 0 |
| 合计 | DASI = | | |

注:预测受试者峰值摄氧量$[peak\ VO_2(mL/kg)=0.43×DASI+9.6]$,峰值代谢当量$(METs=peak\ VO_2/3.5)$。

## 附件4　Frail 问卷

| 编号 | 内容 |
|------|------|
| 1 | 过去3周大部分时间感到疲惫,做每件事都感到无力 |
| 2 | 无工具辅助不能独立上10个台阶 |
| 3 | 不能独立行走500 m |
| 4 | 患下列五种以上疾病(高血压病、糖尿病、癌症、慢性肺部疾病、慢性充血性心力衰竭、心绞痛、哮喘、关节炎、卒中、肾疾病) |
| 5 | 过去1年体重减轻超过3 kg或体重下降超过5% |

注:①评分标准。否=0分,是=1分。②判断标准。0分,无虚弱;1~2分,虚弱前期;≥3分,虚弱。

## 附件5　emPHasis-10 肺高血压健康生活质量评分

| 项目 | 评分/分 | | | | | 项目 |
|---|---|---|---|---|---|---|
| 我不会因呼吸困难而感到沮丧 | □0 | □1 | □2 □3 | □4 | □5 | 我因呼吸困难感到非常沮丧 |
| 呼吸困难但不会中断谈话 | □0 | □1 | □2 □3 | □4 | □5 | 呼吸困难总是中断谈话 |
| 我白天不需要休息 | □0 | □1 | □2 □3 | □4 | □5 | 我白天总是需要休息 |
| 我未感乏力 | □0 | □1 | □2 □3 | □4 | □5 | 我总是感到乏力 |
| 我精力充沛 | □0 | □1 | □2 □3 | □4 | □5 | 我总是无精打采 |
| 我上一层楼不会气喘 | □0 | □1 | □2 □3 | □4 | □5 | 我上一层楼就严重气喘 |
| 肺高血压不影响我的自信心 | □0 | □1 | □2 □3 | □4 | □5 | 肺高血压严重影响我的自信心 |
| 肺高血压没有限制我的生活 | □0 | □1 | □2 □3 | □4 | □5 | 肺高血压完全限制了我的生活 |
| 我能完全自理 | □0 | □1 | □2 □3 | □4 | □5 | 我完全依赖别人 |
| 我从不觉得自己是负担 | □0 | □1 | □2 □3 | □4 | □5 | 我总是感觉自己是负担 |
| | 总分 | | | | | 日期 |

注：在最能描述您患肺高血压后的日常生活情况的数值上打"√"。

写作组成员：弭守玲（复旦大学附属中山医院），周达新（复旦大学附属中山医院），吴永健（中国医学科学院阜外医院），张兆国（北京市第一中西医结合医院），马晶（解放军总医院第一医学中心），赵璇（美国约翰霍普金斯医院），荆志成（中国医学科学院北京协和医院），霍勇（北京大学第一医院），葛均波（复旦大学附属中山医院）

专家组成员（按姓名汉语拼音排序）：艾丽菲热·买买提（新疆医科大学第一附属医院），蔡宗烨（浙江大学医学院附属第二医院），曹云山（甘肃省人民医院），车琳（同济大学附属同济医院），陈斌（福建省立医院），陈丹丹（复旦大学附属中山医院），陈亚丽（河北医科大学第二医院），陈韵岱（解放军总医院第一医学中心），杜廷海（河南中医药大学第一附属医院），范粉灵（西安交通大学第一附属医院），高炜（北京大学第三医院），葛均波（复旦大学附属中山医院），管丽华（复旦大学附属中山医院），韩业晨（中国医学科学院北京协和医院），侯爱洁（辽宁省人民医院），黄晨旭（复旦大学附属中山医院），黄玮（重庆医科大学附属第一医院），霍勇（北京大学第一医院），姜林娣（复旦大学附属中山医院），蒋峻（浙江大学医学院附属第二医院），荆志成（中国医学科学院北京协和医院），孔祥清（南京医科大学第一附属医院），郎立国（宁夏回族自治区人民医院），李江（中南大学湘雅二医院），李晓梅（新疆医科大学第一附属医院），李颖（武汉亚洲心脏病医院），梁崎（中山大学附属第一医院），林颖（复旦大学附属中山医院），刘遂心（中南大学湘雅医院），柳志红（中国医学科学院阜外医院），路丹（中国医学科学院北京协和医院），鹿庆华（山东大学第二医院），陆士娟（海口市人民医院），马晶（解放军总医院第一医学中心)，马礼坤(中国科学技术大学附属第一医院)，马梅(天津市胸科医院)，弭守玲(复旦大学附属中山医院)，潘文志(复旦大学附属中山医院)，邵琴(上海交通大学医学院附属仁济医院)，沈成兴(上海交通大学附属第六人民医院)，沈节艳(上海交通大学附属医学院仁济医院)，石蓓(遵义医科大学附属医院)，寿锡凌(陕西省人民医院)，宋元林(复旦大学附属中山医院)，孙兴国(中国医学科学院阜外医院)，陶凌(空军军医大学第一附属医院)，王建安(浙江大学医学院附属第二医院)，王岚(同济大学附属上海市肺科医院)，王媛媛(日照心脏病医院)，吴延庆(南昌大学第二附属医院)，吴永健(中国医学科学院阜外医院)，伍广伟(广西壮族自治区人民医院)，肖强(山东第一医科大学第二附属医院)，解卫平(南京医科大学第一附属医院)，徐希奇(中国医学科学院北京协和医院)，徐亚伟(上海市第十人民医院)，薛伟珍(山西省太原市第八人民医院)，杨毅宁(新疆维吾尔自治区人民医院)，杨媛华(首都医科大学附属北京朝阳医院)，于波(哈尔滨医科大学附属第二医院)，于海初(青岛大学附属医院)，喻鹏铭(四川大学华西医院)，苑海涛(山东省立医院)，翟振国(中日友好医院)，张曹进(广东省人民医院)，张刚成(武汉亚洲心脏病医院)，张锦(兰州大学第一医院)，张云梅(云南省第一人民医院)，张兆国(北京市第一中西医结合医院)，赵璇(美国约翰霍普金斯医院)，郑洁皎(复旦大学附属华东医院)，郑扬(吉林大学第一医院)，周达新(复旦大学附属中山医院)，周明成(上海市第一康复医院)

# 参考文献

［1］ 医学名词审定委员会. 医学名词 1997［M］. 北京：科学出版社，1998.

［2］ HOEPER M M, HUMBERT M, SOUZA R, et al. A global view of pulmonary hypertension［J］. Lancet Respir Med, 2016, 4(4)：306-322.

［3］ GALIÈ N, HUMBERT M, VACHIERY J L, et al. 2015 ESC/ERS guidelines for the diagnosis and treatment of pulmonary hypertension：the Joint Task Force for the Diagnosis and Treatment of Pulmonary Hypertension of the European Society of Cardiology（ESC）and the European Respiratory Society（ERS）：endorsed by：Association for European Paediatric and Congenital Cardiology（AEPC）, International Society for Heart and Lung Transplantation（ISHLT）［J］. Eur Respir J, 2015, 46(4)：903-975.

［4］ HUMBERT M, KOVACS G, HOEPER M M, et al. 2022 ESC/ERS guidelines for the diagnosis and treatment of pulmonary hypertension［J］. EurHeart J, 2022, 43(38)：3618-3731.

［5］ 中华医学会呼吸病学分会肺栓塞与肺血管病学组，中国医师协会呼吸

医师分会肺栓塞与肺血管病工作委员会, 全国肺栓塞与肺血管病防治协作组, 等. 中国肺动脉高压诊断与治疗指南(2021 版)[J]. 中华医学杂志, 2021, 101(1): 11-51.

[6] 罗勤, 熊长明, 柳志红. 肺血管病右心导管术操作指南[J]. 中国循环杂志, 2022, 37(12): 1186-1194.

[7] HOEPER M M, KRAMER T, PAN Z, et al. Mortality in pulmonary arterial hypertension: prediction by the 2015 European pulmonary hypertension guidelines risk stratification model[J]. Eur Respir J, 2017, 50(2): 1700740.

[8] HOEPER M M, PAUSCH C, OLSSON K M, et al. COMPERA 2. 0: a refined four-stratum risk assessment model for pulmonary arterial hypertension[J]. Eur Respir J, 2022, 60(1): 2102311.

[9] IQBAL S, SMITH K A, KHUNGAR V. Hepatopulmonary syndrome and portopulmonary hypertension: implications for liver transplantation[J]. Clin Chest Med, 2017, 38(4): 785-795.

[10] ZHANG H, WEI Y, ZHANG C, et al. Pulmonary artery denervation for pulmonary arterial hypertension: a sham–controlled randomized PADN–CFDA trial[J]. JACC Cardiovasc Interv, 2022, 15(23): 2412-2423.

[11] 罗勤, 柳志红, 奚群英. 中国动脉型肺动脉高压患者生存现状调查[J]. 中国循环杂志, 2022, 37(11): 1111-1115.

[12] NATHAN S D, WAXMAN A, RAJAGOPAL S, et al. Inhaled treprostiniland forced vital capacity in patients with interstitial lung diseaseand associated pulmonary hypertension: a post–hoc analysis of the INCREASE study [J]. Lancet Respir Med, 2021, 9(11): 1266-1274.

**图书在版编目(CIP)数据**

战胜肺动脉高压 / 李江, 罗俊主编. --长沙：中
南大学出版社, 2025.2.
　　ISBN 978-7-5487-6103-7
　　Ⅰ. R544.1
中国国家版本馆 CIP 数据核字第 2024NB6557 号

战胜肺动脉高压
**ZHANSHENG FEIDONGMAI GAOYA**

李江　罗俊　主编

| □出 版 人 | 林绵优 |
| --- | --- |
| □责任编辑 | 王雁芳 |
| □责任印制 | 李月腾 |
| □出版发行 | 中南大学出版社 |
| | 社址：长沙市麓山南路　　　邮编：410083 |
| | 发行科电话：0731-88876770　传真：0731-88710482 |
| □印　　装 | 长沙市宏发印刷有限公司 |

| □开　本 | 880 mm×1230 mm 1/32 | □印张 10.25 | □字数 236 千字 |
| --- | --- | --- | --- |
| □版　次 | 2025 年 2 月第 1 版 | □印次 2025 年 2 月第 1 次印刷 | |
| □书　号 | ISBN 978-7-5487-6103-7 | | |
| □定　价 | 38.00 元 | | |

图书出现印装问题，请与经销商调换